土单方活学活用

彩图版

李海霞 郭 号◎主编

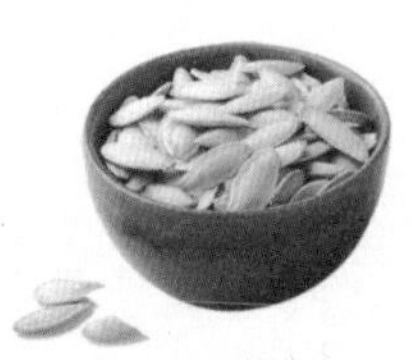

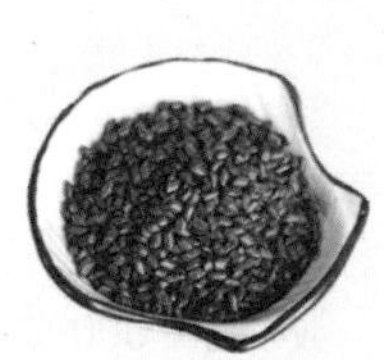

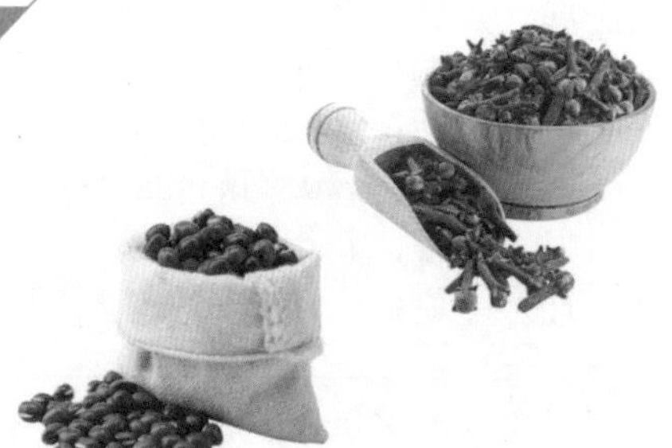

天津出版传媒集团
天津科学技术出版社

图书在版编目（CIP）数据

活学活用土单方 : 彩图版 / 李海霞, 郭号主编. -- 天津 : 天津科学技术出版社, 2023.5（2024.5重印）
ISBN 978-7-5742-1184-1

Ⅰ. ①活… Ⅱ. ①李… ②郭… Ⅲ. ①单方(中药)－汇编 Ⅳ. ①R289.5

中国国家版本馆CIP数据核字(2023)第085507号

活学活用土单方 : 彩图版
HUOXUE HUOYONG TUDANFANG: CAITUBAN
责任编辑：胡艳杰

出　版：天津出版传媒集团 / 天津科学技术出版社
地　址：天津市西康路 35 号
邮　编：300051
电　话：（022）23332695
网　址：www.tjkjcbs.com.cn
发　行：新华书店经销
印　刷：三河市天润建兴印务有限公司

开本 680×960　1/16　印张 14　字数 220 000
2024 年 5 月第 1 版第 3 次印刷
定价：68.00 元

目录

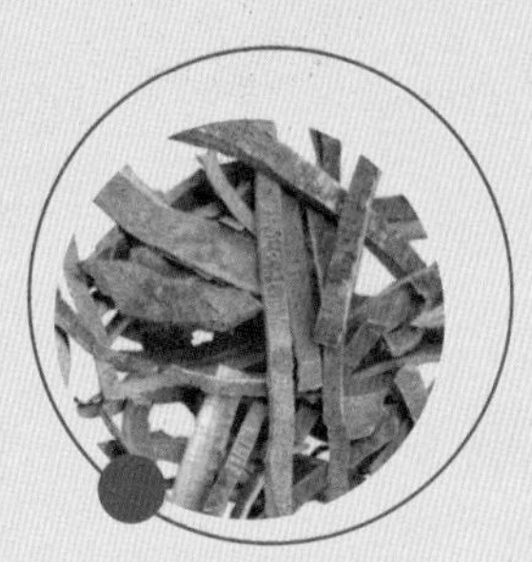

第一章 解表药与土单方

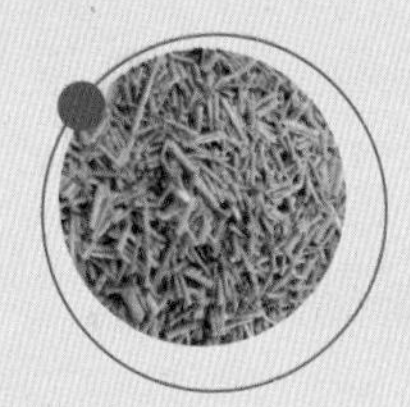

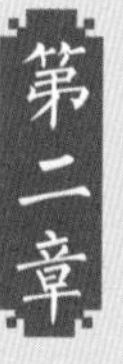

第二章 清热药与土单方

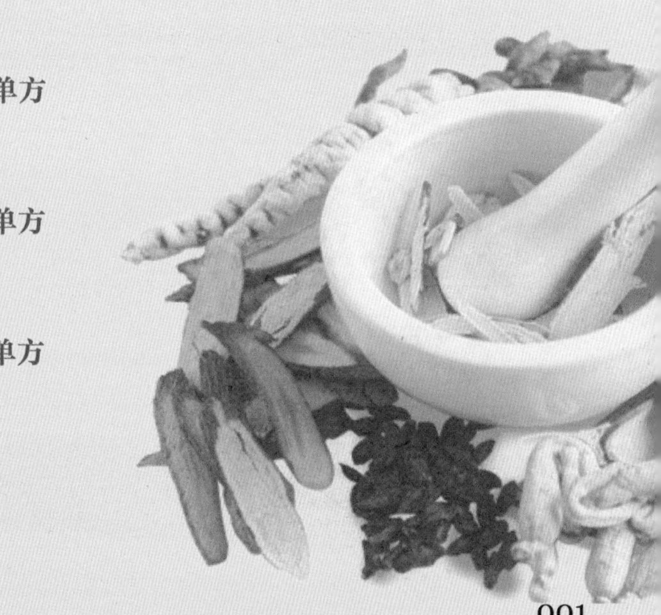

第三章

泄下药与土单方药

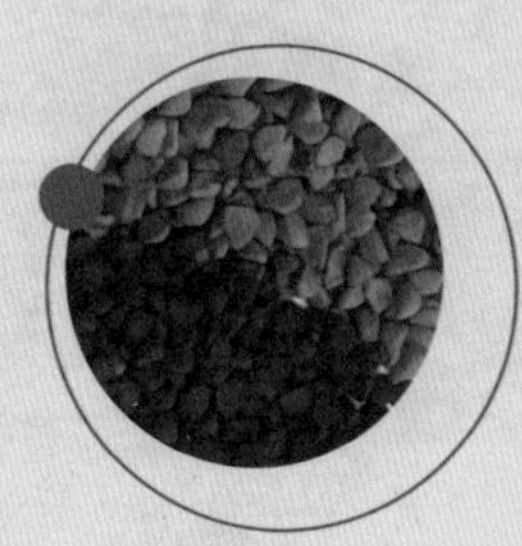

第四章

利水渗湿药与土单方

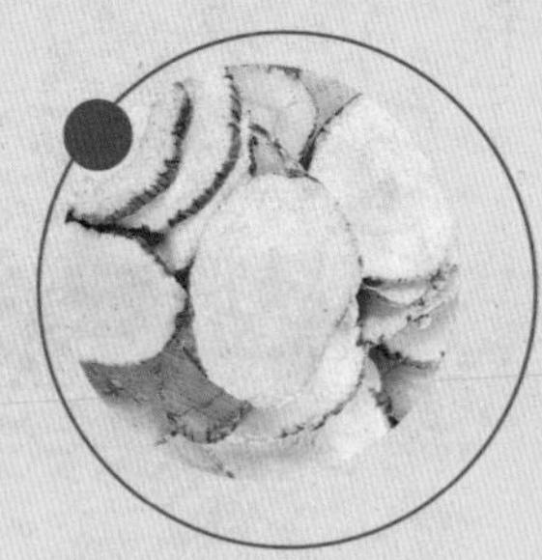

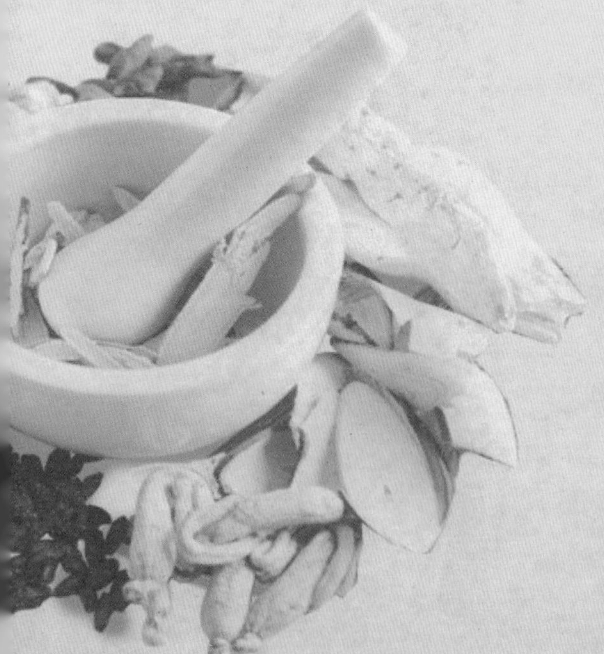

第五章

温里药与土单方

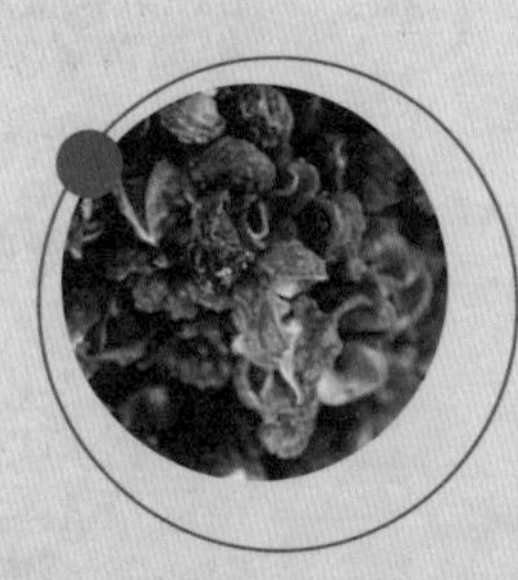

第十章 止血药与土单方

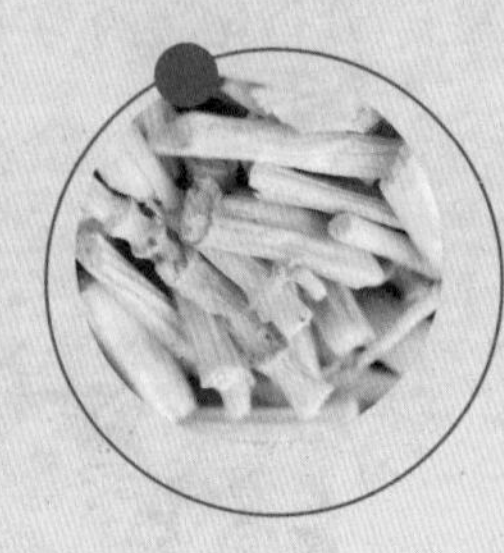

第十一章 消食药与土单方

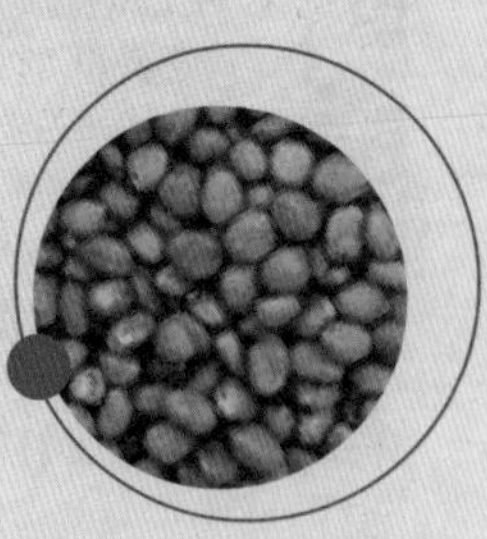

第十二章 驱虫药与土单方

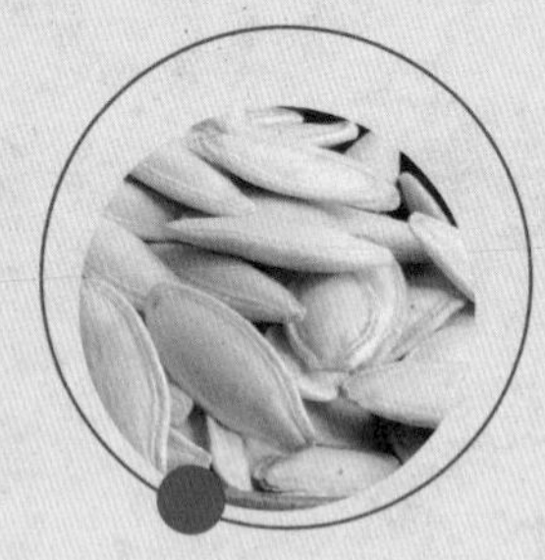

第十三章 止咳化痰平喘药与土单方

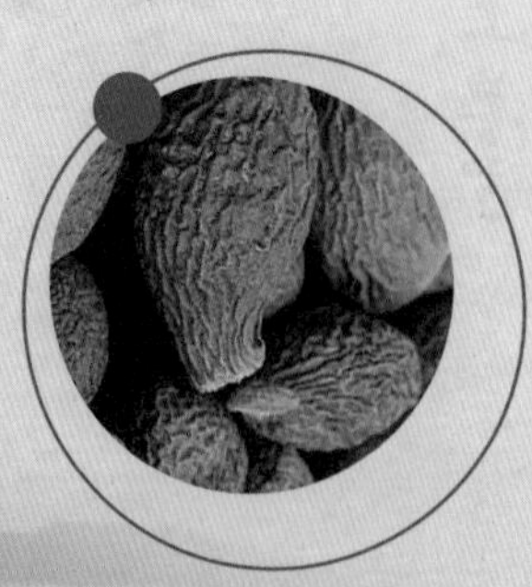

第一章 解表药与土单方

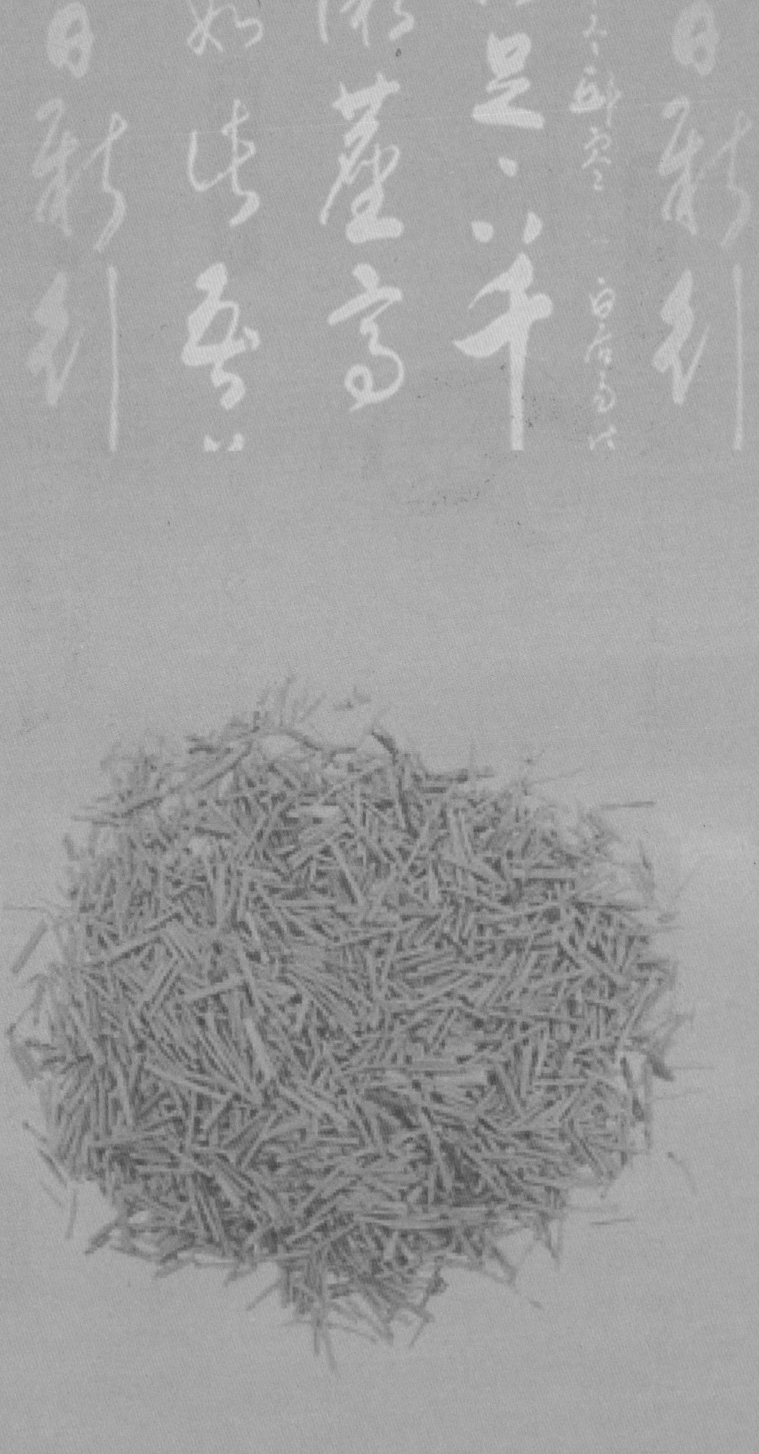

解表药是指能疏肌解表、促使发汗，用以发散表邪、解除表证的药物，一般分为发散风寒药和发散风热药两类。发散风寒药多属辛温，发散风热药多属辛凉，皆具有发汗解表的功效，主要治疗外感表证。

麻 黄

【来源】本品为麻黄科植物草麻黄、中麻黄或木贼麻黄的干燥草质茎。

【别名】麻黄草、龙沙、卑相、卑盐、田麻黄。

【处方用名】麻黄、净麻黄、蜜炙麻黄。

【用法用量】水煎服，常用量：3~10 克。

【产地】主产于河北、山西、新疆、内蒙古和陕西等地。

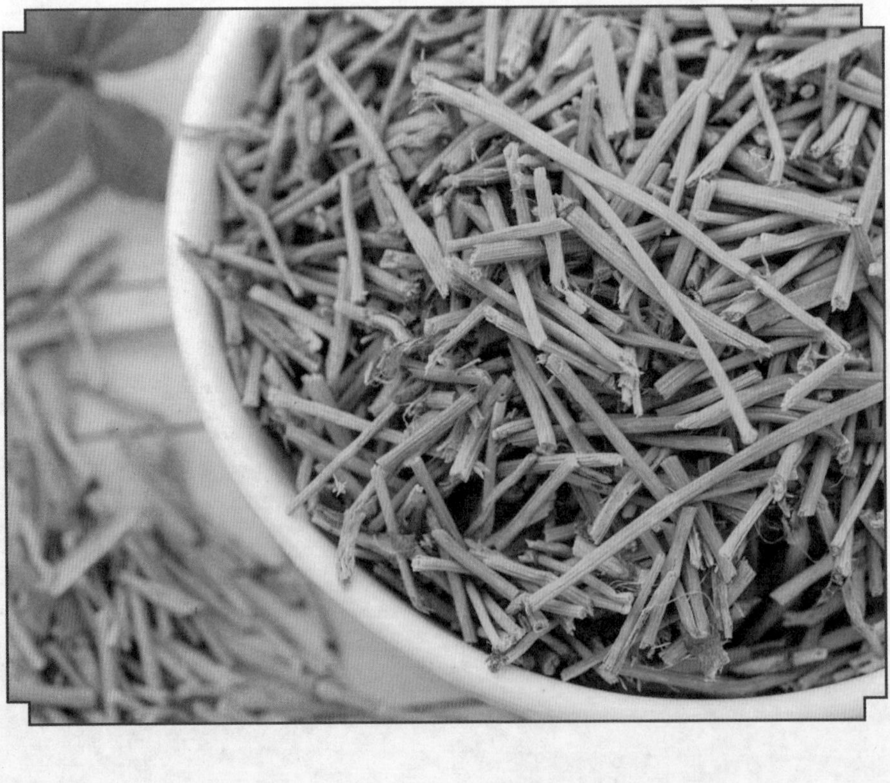

常用单方

【方一】麻黄12克

【用法】取上药，再取雌乌鸡1只，杀鸡（勿用刀割颈放血）去毛及内脏，洗净，放入砂锅或铝锅内，加水以淹没乌鸡为度。将麻黄和牛蒡子各12克用纱布包裹后，放入锅内与乌鸡同煮，炖煮至乌鸡肉熟烂为度，取出麻黄、牛蒡子，用少量食盐调味，勿加其他调味品。每次食乌鸡肉、喝汤各半碗（约500毫升），早晚各服1次。

【功能主治】祛风除湿，主治风湿性关节炎，症见关节肿痛，反复发作，遇阴雨或风雪天加剧。关节屈伸不利，行走艰难。局部肿胀，皮肤不红，舌淡红，苔薄白，脉沉弦紧。

【方二】麻黄粉适量

【用法】取70%麻黄粉和30%白胡椒混匀，每用1克置黑膏药中趁热合拢贴一侧或两侧肺俞穴，每日或隔日换药1次。

【功能主治】宣肺平喘，主治风寒咳嗽。

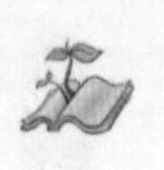

紫苏

【来源】本品为唇形科植物紫苏的干燥嫩枝叶。

【别名】赤苏、红苏、红紫苏、香苏。

【处方用名】苏叶、紫苏叶。

【用法用量】水煎服，常用量：3~10 克。

【产地】主产于江苏、浙江、河北等地。

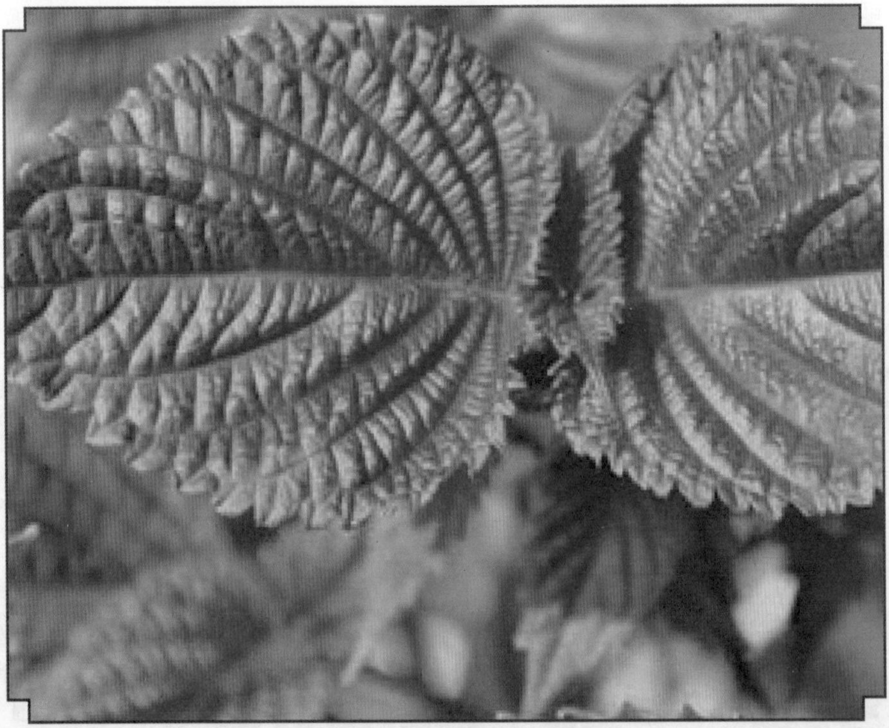

常用单方

【方一】鲜紫苏叶5克

【用法】先用75%乙醇涂擦鱼疣痣，进行消毒，再将鱼疣痣用无菌剪或刀削去老皮（出血为止），然后用洗净的鲜紫苏叶涂擦患处（以浆汁干为度），每日2次。

【功能主治】解毒消疣，主治鱼疣痣。

【方二】紫苏叶适量

【用法】将紫苏叶制成提取液（1毫升含生药2克），消毒后再以此液浸润擦镜头纸、棉球或纱布，贴敷宫颈出血处。

【功能主治】治疗宫颈出血。

【方三】鲜紫苏叶适量

【用法】先将疣体及其周围消毒，用注射针头挑破疣体，取洗净的鲜紫苏叶与食盐一起揉擦疣体10~15分钟，擦后可用敷料包扎，以后嘱病人自己每日用该法揉擦1次，但不需消毒及再挑破疣体，也不必包扎。每日1次，每次10~15分钟，一般连用3~6次。

【功能主治】解毒消疣，主治寻常疣。

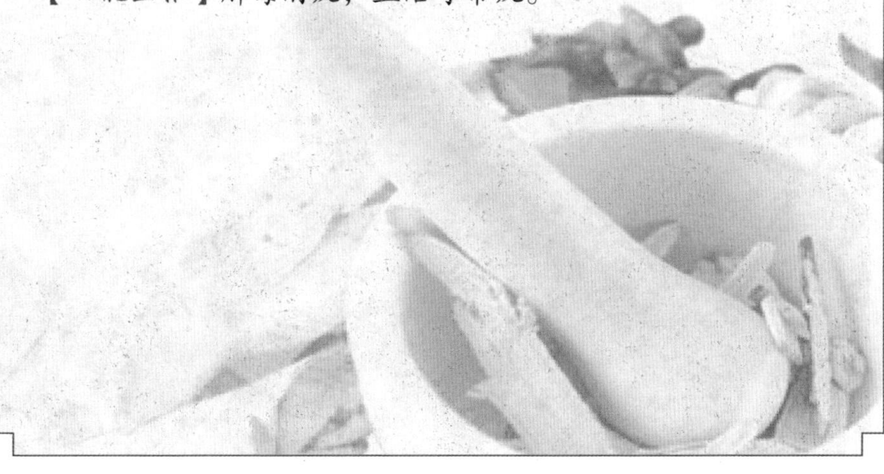

桂 枝

【来源】本品为樟科植物肉桂的干燥嫩枝。

【别名】柳桂、嫩桂枝、桂枝尖。

【处方用名】桂枝、川桂枝、桂枝尖。

【用法用量】水煎服，常用量：3~9 克。

【产地】主产于广西、广东、云南等地。

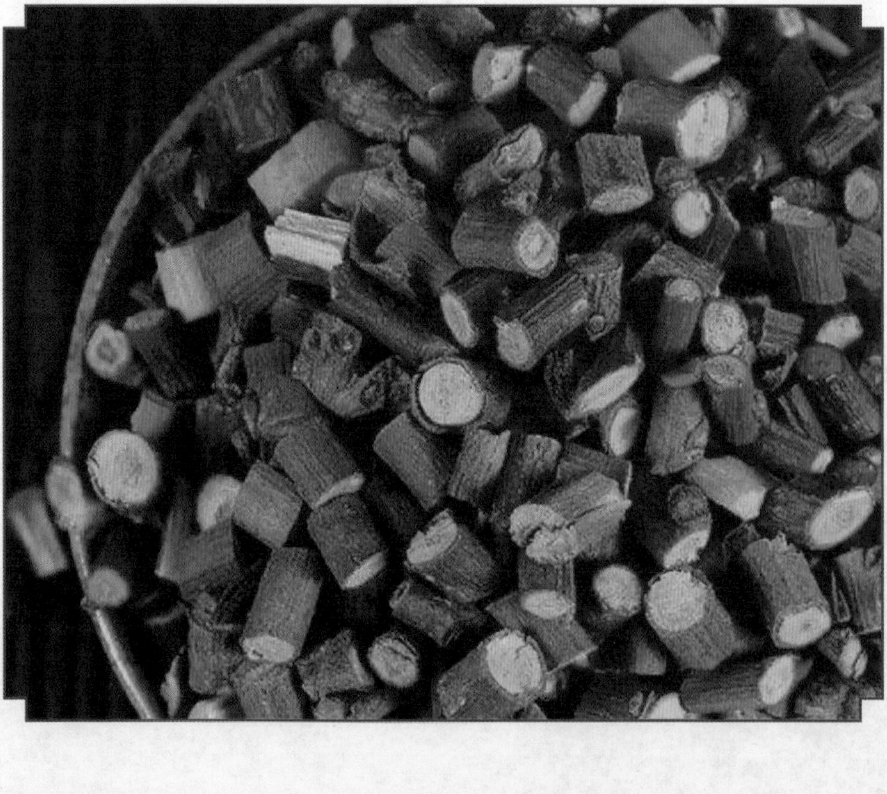

常用单方

【方一】桂枝末若干

【用法】取桂枝末若干，用食醋调成饼状，睡前用温水熨脐10分钟，后贴于脐部，纱布固定，晨起取下，每晚1次。

【功能主治】温经通脉，主治小儿遗尿。

【方二】桂枝尖20克

【用法】桂枝尖20克，黑色大蜘蛛（去头足，焙干）10克，共研末，过筛，瓶装密封备用。每次服0.25克/千克，早晚各1次，用开水或奶粉或稀粥送服，治疗2~4周。

【功能主治】温经通脉，治疗小儿腹股沟斜疝。

【方三】桂枝60克

【用法】桂枝60克，加水1000毫升，武火（即大火）煎10分钟后待温浸洗患处，每次10~15分钟，每日早晚各1次。

【功能主治】温经通脉，用于治疗冻疮。

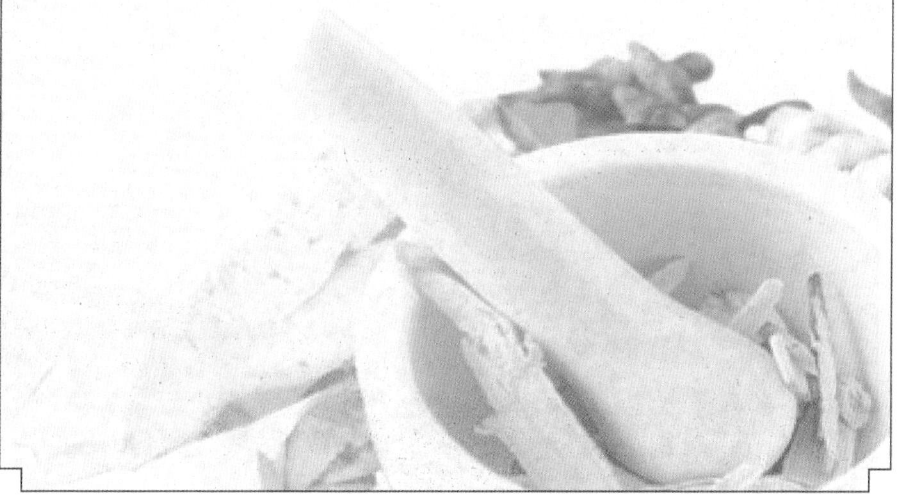

细 辛

【来源】本品为马兜铃科多年生草本植物北细辛、汉城细辛或华细辛的根。

【别名】小辛、细草、独叶草、金盆草、山人参、大药。

【处方用名】细辛、辽细辛、北细辛。

【用法用量】内服：煎汤，用量不宜过大，临床上有细辛不过钱之说。常用量：1~3 克。外用：研末撒、吹鼻或煎水含漱。

【产地】主产于辽宁、吉林、黑龙江、陕西、河南、山东等地，以辽宁产的质量为佳。

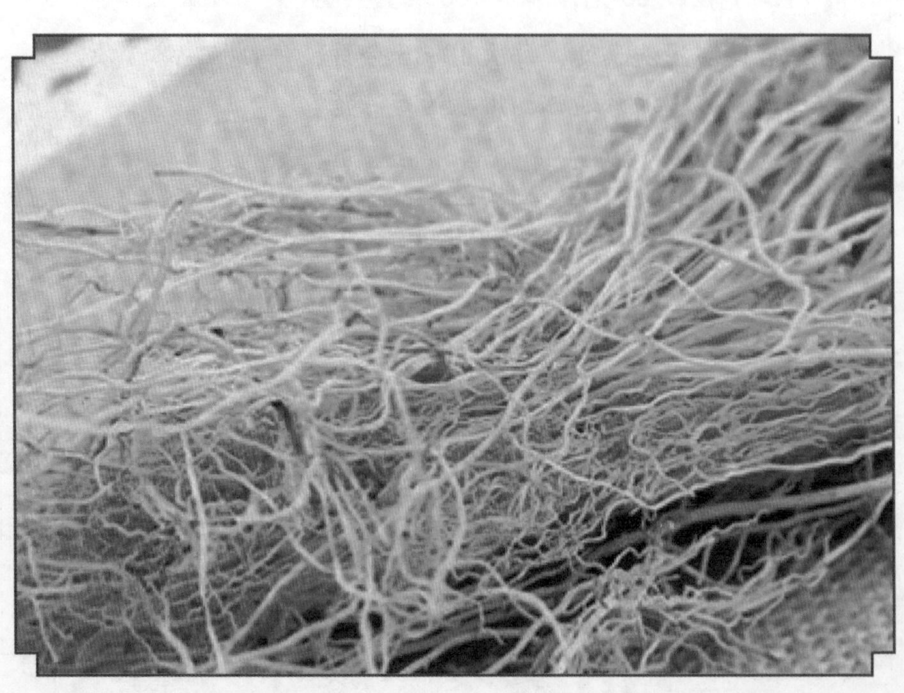

常用单方

【方一】细辛 50 克

【用法】取上药，研为细末。每次用细辛末 9~15 克加水，再加少量甘油或蜂蜜，调成糊状，摊于纱布上，贴于脐部，用胶布密封，至少贴 3 日，对顽固性病例可连续贴敷 2 次。

【功能主治】消肿生肌，主治口腔炎。

【方二】细辛 30 克

【用法】取上药，研为极细末。在肿块及其周围敷一薄层，用胶布贴封不漏气，外盖热水袋热敷。

【功能主治】通络散结，用于治疗肌内注射所致局部肿块。

【方三】细辛 150 克

【用法】取上药，每日用细辛 5 克，泡茶 1 杯口服，连泡 3 次，连用 1 个月。

【功能主治】壮阳起痿，主治阳痿。

适应证：症见阴茎痿软、举而不坚，甚至不能勃起，伴有头晕、失眠多梦、腰痛遗精等。

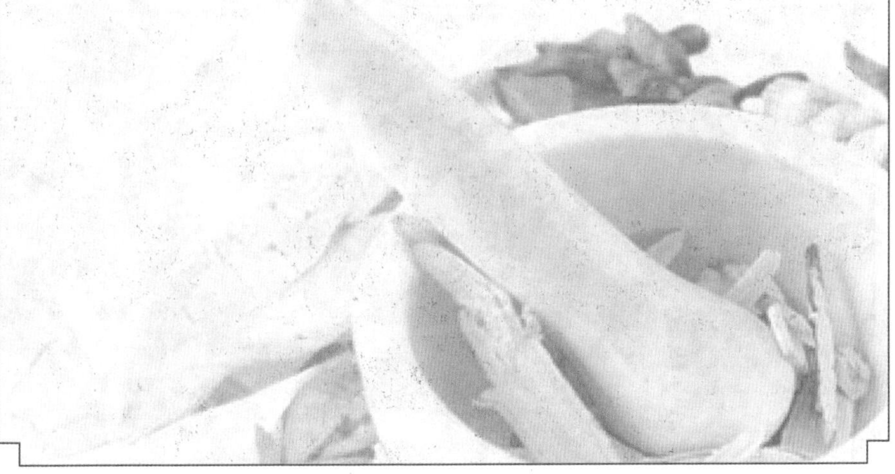

荆芥

【来源】本品为唇形科一年生草本植物荆芥的干燥茎叶及花穗。

【别名】假苏、四棱杆蒿、香荆芥。

【处方用名】荆芥、荆芥穗、炒荆芥、荆芥炭。

【用法用量】水煎服，常用量：3~9 克，或入丸、散，适量。

【产地】主产于江苏、浙江、江西、湖北、河北等地，其中以江苏太仓及江西吉安所产的质量最好。

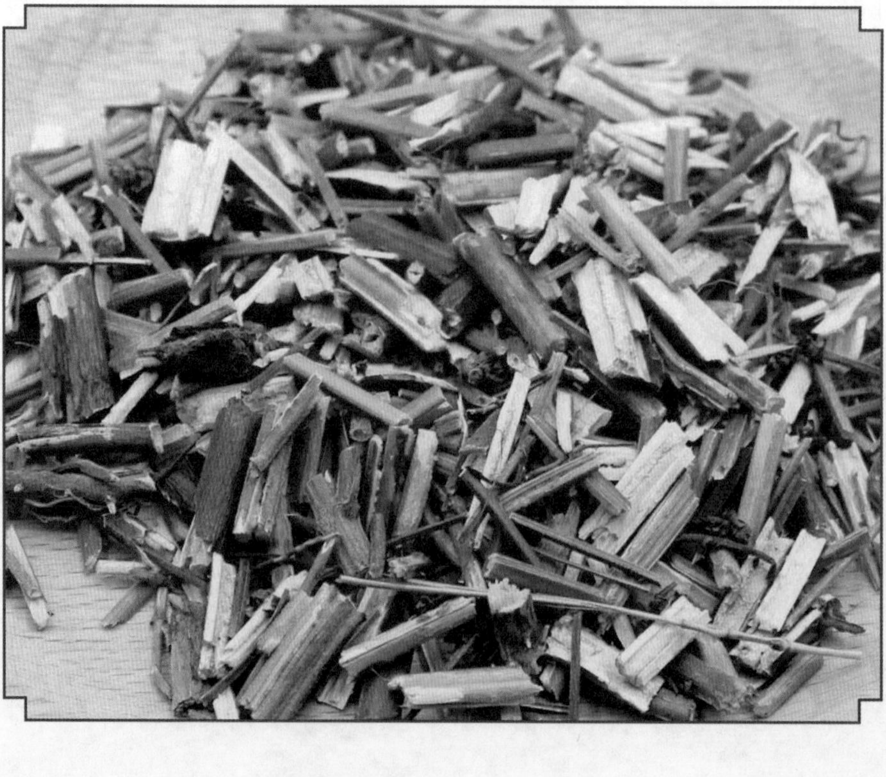

常用单方

【方一】荆芥穗 120 克

【用法】取上药，研为细末，过筛。每次用 30 克装入纱布袋内，均匀地撒布于患处，然后用手掌反复揉擦至发热为度。若病变范围较广，可分片进行。

【功能主治】祛风止痒，主治急慢性荨麻疹及一切皮肤瘙痒症。

【方二】荆芥穗适量

【用法】先取大白萝卜 1 个，在其中央挖一凹窝，将荆芥穗（研为细末）10 克和蜂蜜、香油各 15 毫升放入窝内，放置火上烧约 2 小时。此为 3 岁小儿 1 次服用量，年龄小者酌减，每日睡前服 1 次。

【功能主治】疏风宣肺、止咳平喘，主治小儿支气管哮喘。

【方三】荆芥穗适量

【用法】取上药，炒至焦黄，研细过筛，每次用 6 克加童尿 30 毫升口服。

【功能主治】疏风止血，主治产后血晕。

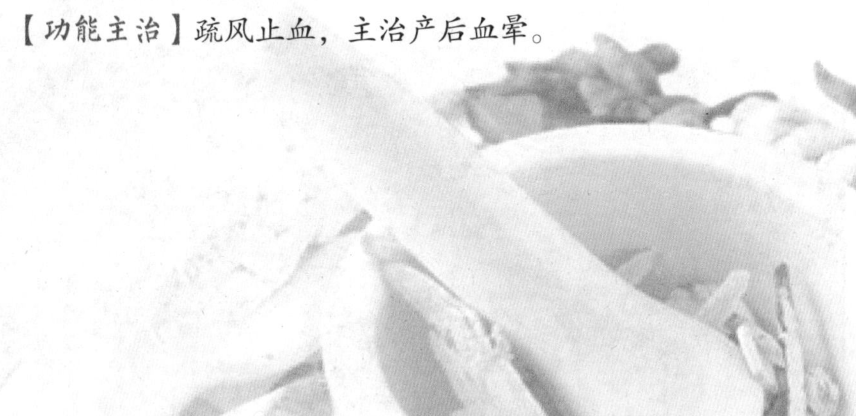

苍耳子

【来源】本品为菊科一年生草本植物苍耳的果实。

【别名】野茄子、刺儿棵、疔疮草、粘粘葵。

【处方用名】苍耳子、苍耳、炒苍耳子。

【用法用量】水煎服，常用量：3~10 克，或入丸、散，适量。

【产地】主产于山东、江西、江苏等地。

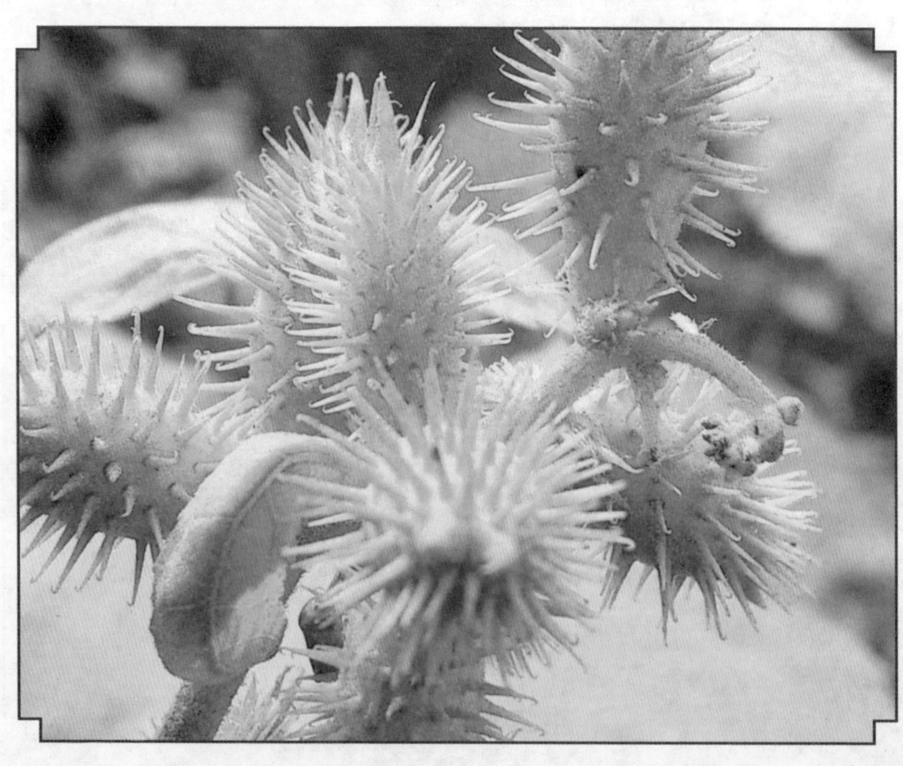

常用单方

【方一】苍耳草60克（干品30克）

【用法】取上药，水煎服，每日1剂。

【功能主治】疏风止血，主治功能性子宫出血。

【方二】苍耳子适量

【用法】取上药，研为细末，炼蜜为丸，每丸重3克，每次服1~2丸，每日3次；或制成苍耳子片，每片15克，每次2片，每日3次，连服2周。

【功能主治】疏风通窍，主治慢性副鼻窦炎。

【方三】鲜苍耳子100克

【用法】取上药，捣烂，水煎15分钟，去渣，打入鸡蛋2~3个于药液内煮熟，于疟疾发作前2小时将蛋与药液服下。

【功能主治】截疟，主治疟疾。

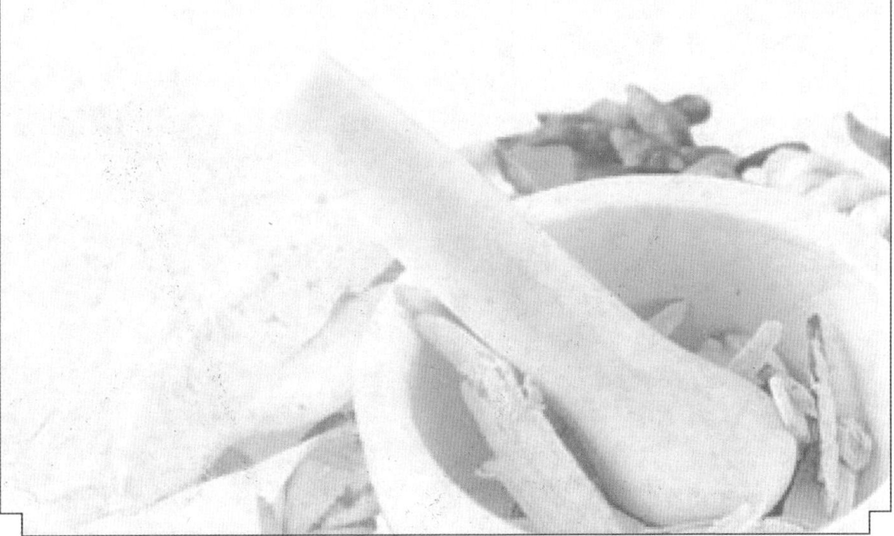

辛夷

【来源】本品为木兰科植物望春花或武当玉兰的花蕾。

【别名】木笔花、玉兰、房木、姜朴花、报春花等。

【处方用名】辛夷、辛夷花、木笔花、春花。

【用法用量】水煎服，3~6 克，或入丸、散；外用：适量，研末吹鼻或水浸、蒸馏滴鼻。

【产地】主产于河南、安徽、四川等地。

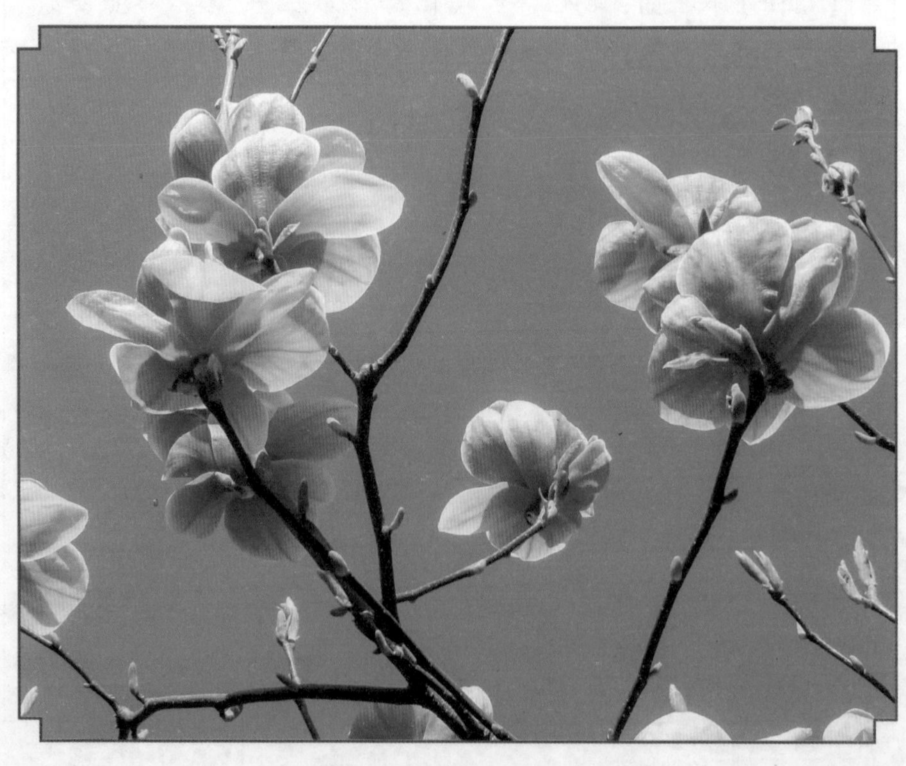

常用单方

【方一】辛夷 50 克

【用法】取上药，研碎，用乙醇浸泡 3 日，然后过滤，滤液加热蒸发浓缩成黏稠状浸膏，将此浸膏与 20 克无水羊毛脂混合均匀，再加凡士林 100 克调匀即成辛夷浸膏。用时将此膏均匀地涂于纱条上，或直接做成辛夷浸膏油纱条，填入鼻腔内，放置 2~3 小时后取出，每日或隔日 1 次，10 次为 1 个疗程。

【功能主治】祛风通窍，主治肥大性鼻炎。

【方二】辛夷 16 克

【用法】1000 毫升小麻油，温热后加入研碎的辛夷 16 克，苍耳子 160 克，浸泡 24 小时，再用文火煎至 800 毫升左右。冷却过滤后，瓶装备用，每日滴鼻 3 次，每次 2 滴。

【功能主治】疏风通窍，主治慢性和萎缩性鼻炎。

【方三】辛夷花 3 克

【用法】上药用开水冲泡后频饮，每日 1~2 剂。

【功能主治】祛风通窍，主治过敏性鼻炎。

生 姜

【来源】本品为姜科植物姜的鲜根茎。

【处方用名】生姜（用新鲜的）。

【用法用量】内服：煎汤，3~9 克；或捣汁；外用：捣敷，擦患处或炒热熨。

【产地】全国大部分地区有栽培，主产于四川、广东、山东、陕西等地。

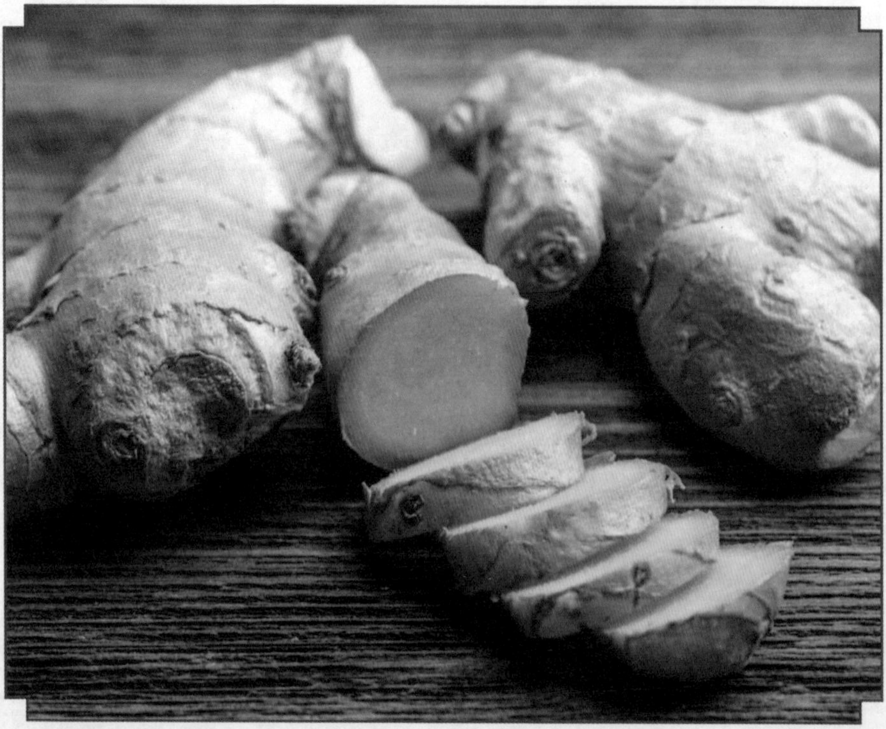

常用单方

【方一】鲜生姜适量

【用法】取新鲜多汁的生姜1块，洗净，切成薄片。用时取生姜片放入口中咀嚼，边嚼边咽姜汁，一般嚼1~3片后呃逆可止。伴有急性口腔炎、咽喉炎者慎用。

【功能主治】温胃止呃，主治呃逆。

【方二】鲜生姜适量

【用法】取上药3块如鸡蛋黄大，去皮，切碎，放鸡蛋1个搅拌均匀，再放入油中煎成黄色。趁热吃，每日晨起1次，7日为1个疗程。

【功能主治】温肺散寒、止咳平喘，主治咳喘。

【方三】生姜适量

【用法】取上药，捣烂榨汁，用药棉蘸姜汁敷于患处，灼伤轻者，敷药1次即可。严重者可用姜汁纱布湿敷24~48小时，创面干洁后自行结痂，脱落痊愈。

【功能主治】消炎、退肿、止痛，主治开水、火烫伤。

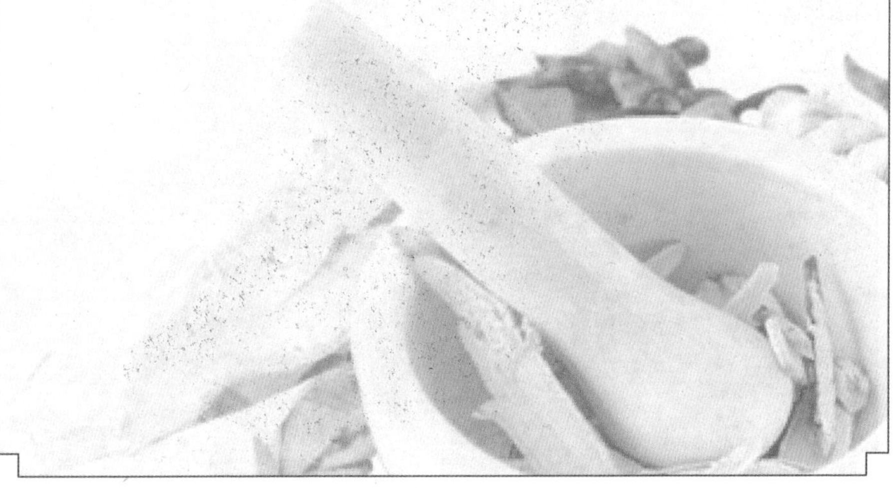

蝉蜕

【来源】本品为蝉科昆虫黑羽化后的蜕壳。

【别名】蝉壳、伏蜻、枯蝉、蝎燎退皮、蝉退壳、金牛儿、蝉退、蝉衣、催米虫壳、了皮等。

【处方用名】蝉蜕、蝉退、蝉衣、蝉壳。

【用法用量】水煎服，3~10 克；或单味研末冲服，一般病症用量宜小，止痉则需大量。

【产地】主产于山东、河南、河北、湖北、江苏、四川等地，以山东产量较大。

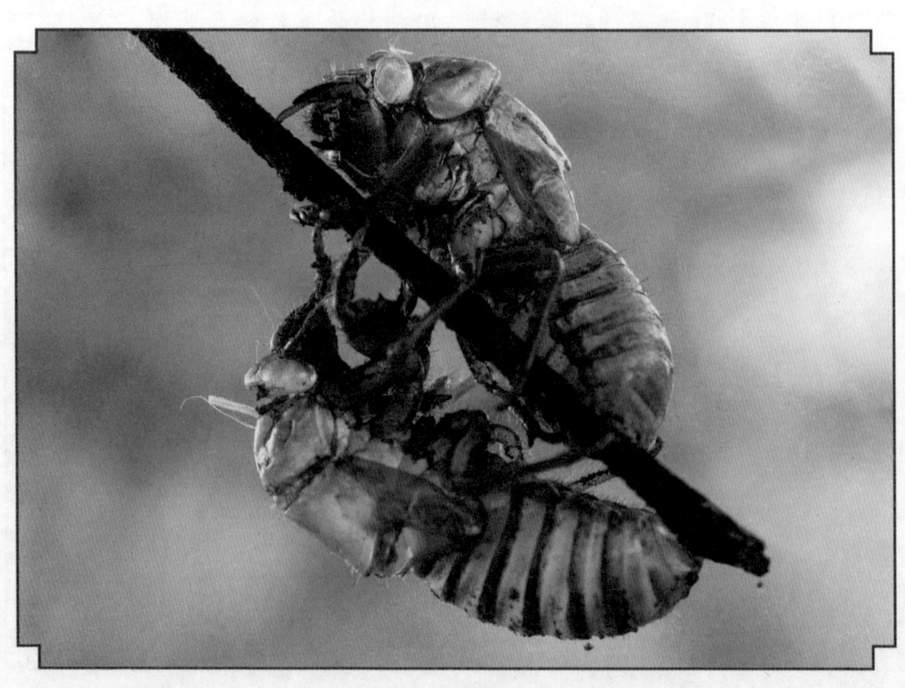

常用单方

【方一】蝉蜕适量

【用法】取上药，放在阳光下晒干，研成极细粉，贮存于瓶中防潮备用。用时嘱病人侧卧，以 1 ：5000 高酸钾液清洗直肠脱出之黏膜处，然后把蝉蜕粉撒于该处。一般休息片刻后即可回缩，每日 1 次。如 1 次不愈，可连续用 5 次。

【功能主治】收涩固脱，主治脱肛。

【方二】蝉蜕适量

【用法】取上药，去头足，焙干后研成细末。成人每日 2 次，每次 45~60 克，用黄酒 90~120 毫升调成稀糊状，口服或经胃管注入。新生儿用 5~6 克，黄酒 10~15 毫升，入稀粥内调成稀糊状，1 次或数次喂之。儿童用量按年龄增减。在整个治疗过程中，蝉蜕末用量随痉挛症状缓解而递减。

【功能主治】息风止痉，主治破伤风。

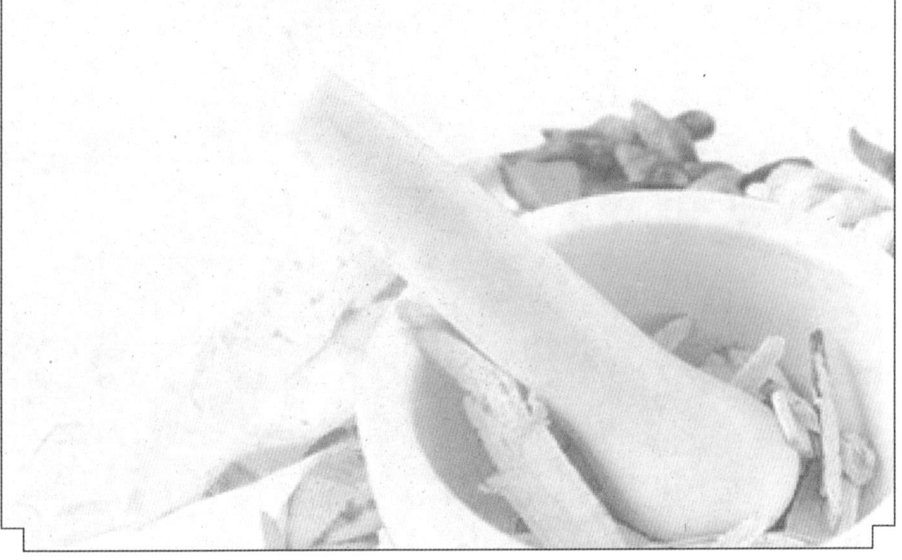

桑叶

【来源】本品为桑科落叶乔木植物桑树的叶。

【别名】铁扇子、桑叶、冬桑叶等。

【处方用名】桑叶、冬桑叶、经霜桑叶、晚桑叶、老桑叶、炙桑叶。

【用法用量】水煎服，5~10 克；或入丸、散；外用：煎水洗眼。

【产地】全国大部分地区均出产，以南部育蚕区产量较大。

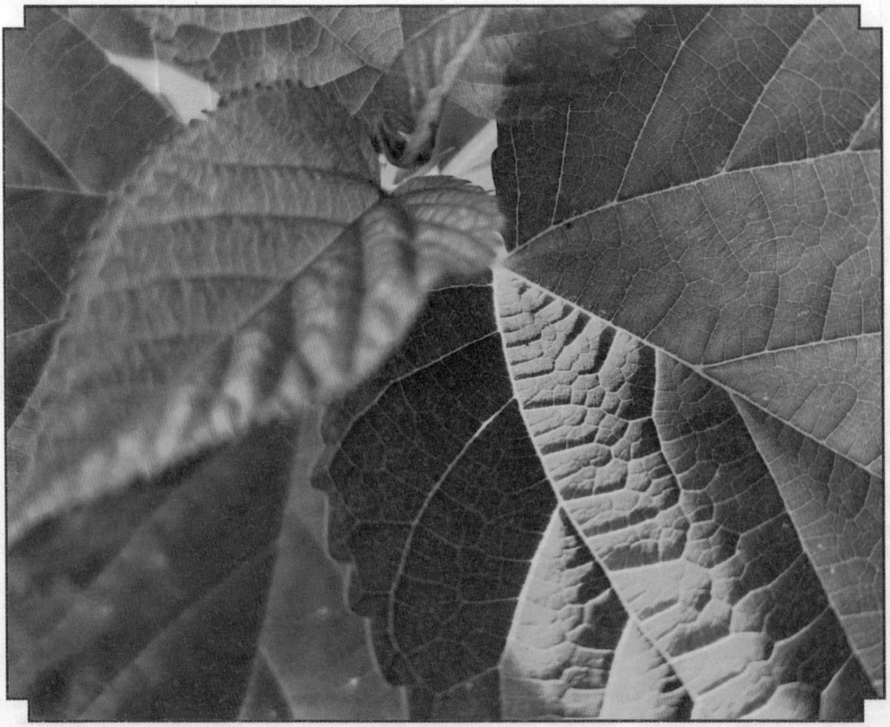

常用单方

【方一】桑叶适量

【用法】取上药，研成极细粉。每次 9 克，用米汤送下，每日 1 剂，连服 3~5 剂。

【功能主治】固涩敛汗，主治盗汗。

【方二】经霜桑叶适量

【用法】取上药，用清水洗净，晾干，每 1000 克加水 4000 毫升，在水浴锅内煮沸 30 分钟，取用双层纱布过滤，然后向过滤液内加沸水至 4000 毫升，静置 4 小时，将澄清液置水浴锅煮沸后，加 0.04% 羟苯乙酯再煮沸 10 分钟，冷却装瓶，灭菌后备用。每日服 600 毫升，分 3 次服，连服 1 个月为 1 个疗程。

【功能主治】分清别浊、收涩固精，主治乳糜尿。

【方三】鲜桑叶适量

【用法】取上药数片，洗净后，捣烂取汁。每次滴耳 1~2 滴，每日 3 次。

【功能主治】抗菌消炎，主治化脓性中耳炎。

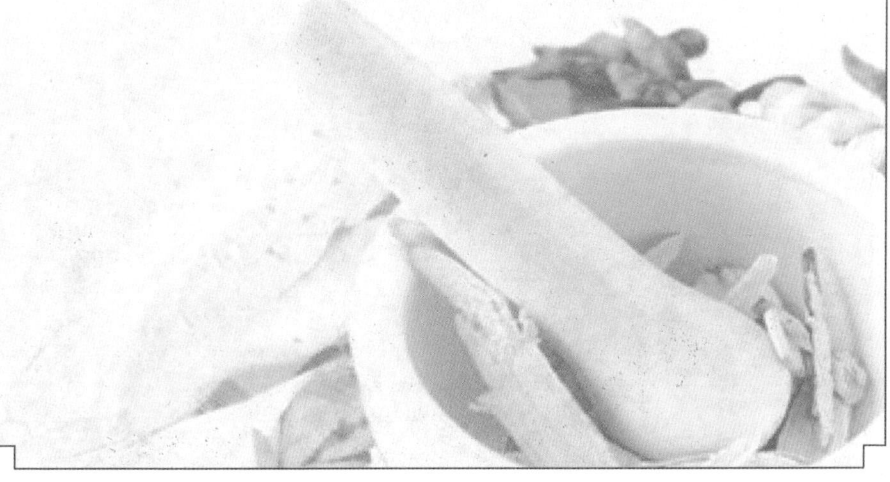

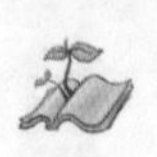

菊花

【来源】本品为菊科多年生草本植物菊的头状花序。

【别名】节华、金精、甘菊、真菊、金蕊、家菊、馒头菊、簪头菊、甜菊花、药菊等。

【处方用名】菊花、白菊花、甘菊花、滁菊花、亳菊花、杭白菊、黄菊花、杭菊花。

【用法用量】水煎服，常用量：10~15 克。

【产地】主产于浙江、安徽、河南、四川等地。

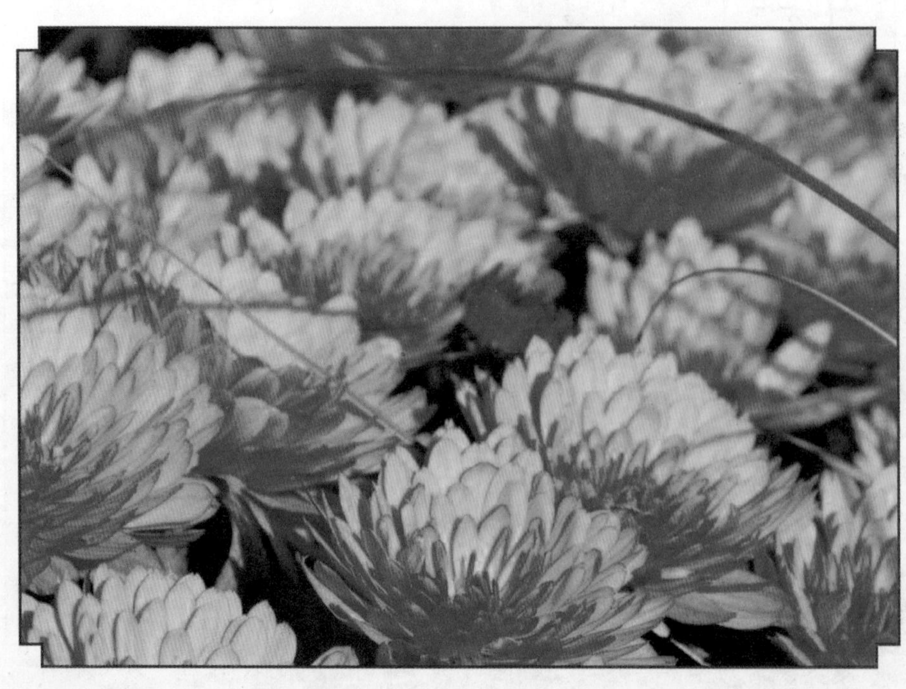

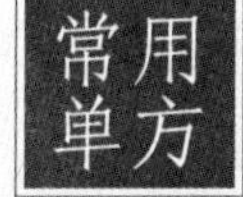

【方一】杭菊花适量

【用法】取上药20克，用开水1000毫升冲泡，分3次饮用，连服2个月为1个疗程。或代茶常年饮用。

【功能主治】平肝清热、疏风止痛，主治偏头痛、失眠。

【方二】白菊花300克

【用法】取上药水煎2次，将药液合并浓缩至500毫升，每次服25毫升，每日2次，2个月为1个疗程。

【功能主治】扩冠降压，主治冠心病、心绞痛，症见心悸、胸闷，甚则心前区疼痛、心慌气急、头晕头痛、四肢麻木等。

【方三】菊花30克

【用法】取上药，放入30度的白酒100毫升内，浸3日后去渣，浸出液可加适量开水、白糖顿服。每日1次，连服3日为1个疗程。停药观察3日，若无效果再开始第2个疗程。

【功能主治】解毒消炎，主治寻常疣。

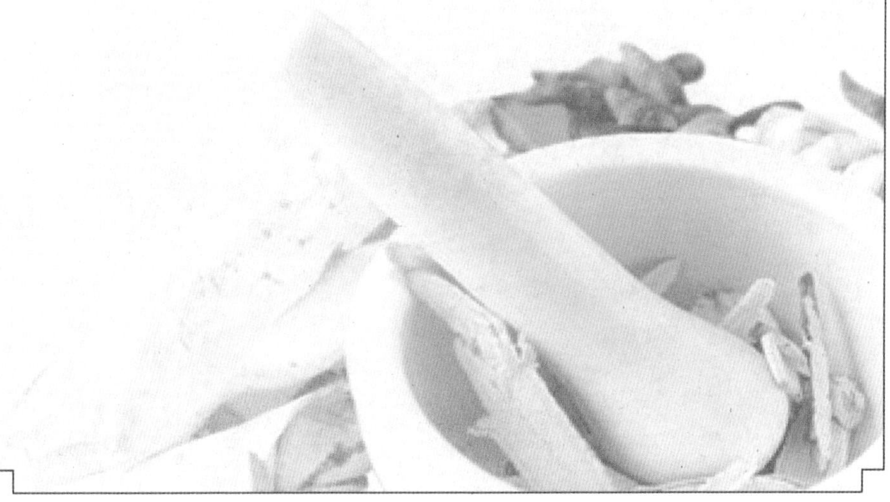

第二章

清热药与土单方

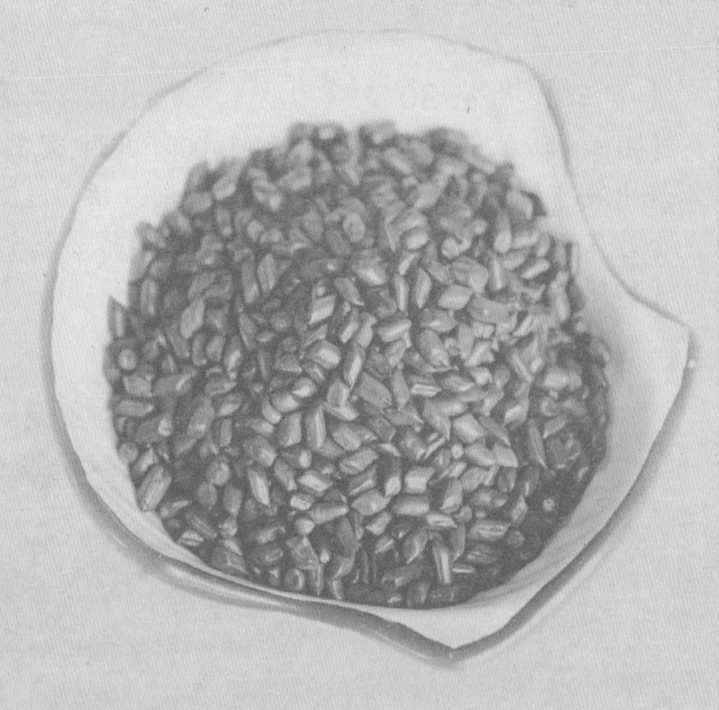

以清解里热为主要作用的药物，称为清热药。

清热药都是药性寒凉的药，主要用于高热、痢疾、痈肿疮毒，以及目赤肿痛、咽喉肿痛等各种里热症候，即《黄帝内经》所说“热者寒之”的意义。

清热药性属寒凉，会损伤阳气，故阳气不足或脾胃虚弱者须慎用，如遇真寒假热的症候，当忌用。

栀 子

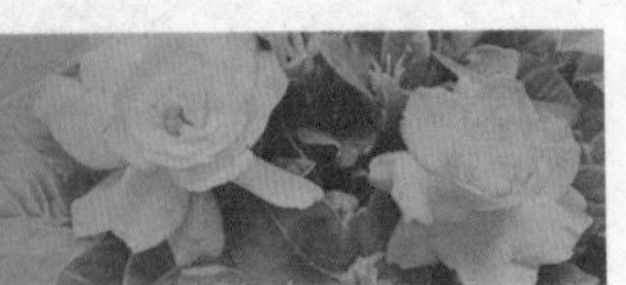

【来源】本品为茜草科植物栀子的干燥成熟果实。

【处方用名】山栀、栀子、黄子、炒栀子、焦栀子、子炭。

【用法用量】水煎服，6~9 克。外用：生品适量，研末调敷。

【产地】主产于湖南、江西、湖北、浙江、福建等地。

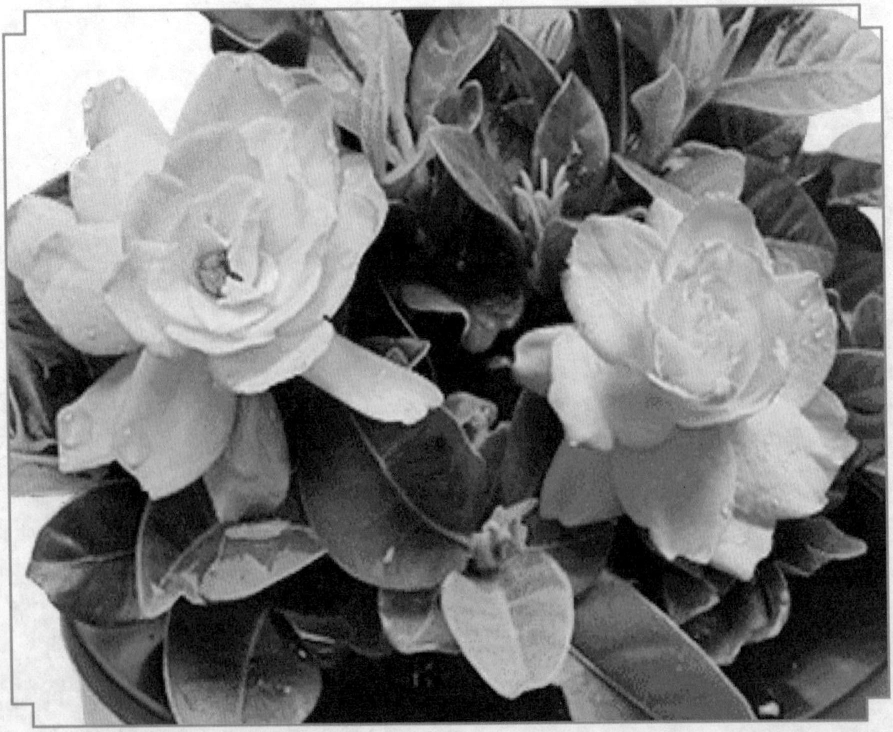

常用单方

【方一】生栀子 30~50 克

【用法】取上药，研为细末，打 1 个鸡蛋，取清，面粉和白酒适量，调成糊状。贴在扭伤部位，用草纸或棉垫、布料覆盖，绷带固定。于扭伤当天敷药后休息，次晨取掉，不必辅用其他疗法。

【功能主治】消肿止痛，主治扭、挫伤。

【方二】生栀子 9 克

【用法】取上药，研碎，浸入 70% 的乙醇或白酒中，浸泡 30~60 分钟取浸泡液与适量的面粉和匀，做成 4 个如 5 分钱币大小的面饼。睡前贴压于患儿的双侧涌泉穴和双侧内关穴，外包纱布并用胶布固定，次晨取下，以局部皮肤呈青蓝色为佳。

【功能主治】清热泻火、凉血解毒，主治小儿发热。

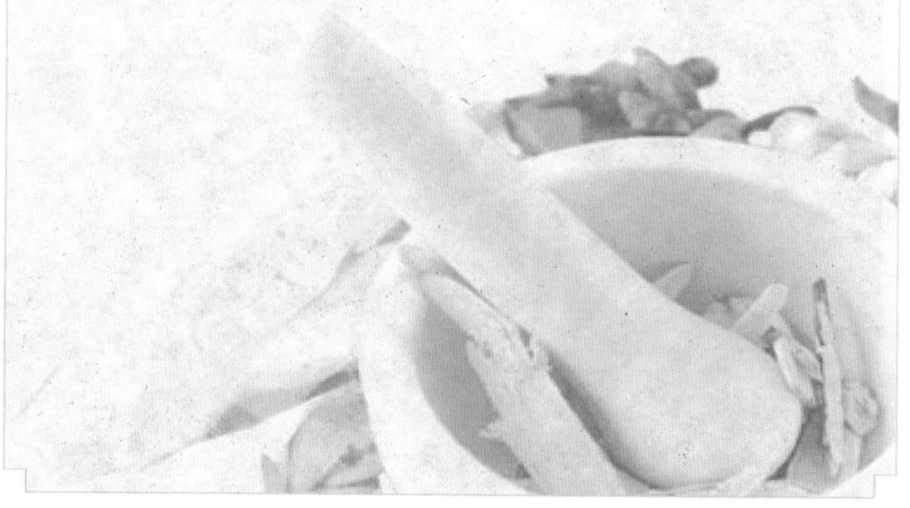

决明子

【来源】本品为豆科一年生草本植物决明或小决明的成熟种子。

【别名】千里光、马蹄决明、草决明。

【处方用名】决明子、炒决明子、草决明。

【用法用量】水煎服，9~15 克。

【产地】主产于安徽、广西、四川、广东等地，我国南北各地均有栽培。

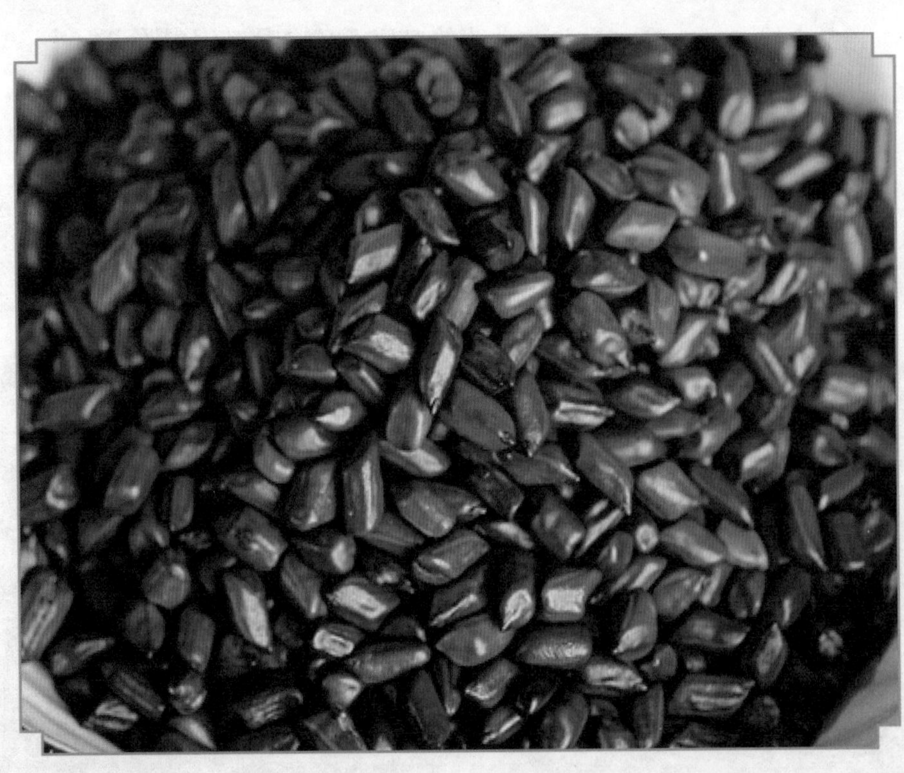

常用单方

【方一】决明子适量

【用法】取上药 20 克，用开水 500 毫升冲泡后代茶饮用。

【功能主治】降血脂，主治高脂血症。

【方二】决明子适量

【用法】取上药炒，再将其研碎，备用。每次取 10~15 克，水煎 10 分钟左右，冲入蜂蜜 20~30 克搅拌，每晚 1 剂，或早晚分服，亦可当茶饮。

【功能主治】泻下通便，主治习惯性便秘。

【方三】生草决明 300 克

【用法】每次取上药 25~50 克，开水冲泡，代茶饮用。或研成粉末，每次 25 克，每日 2 次，开水冲服。

【功能主治】软坚散结，主治男性乳房发育症。

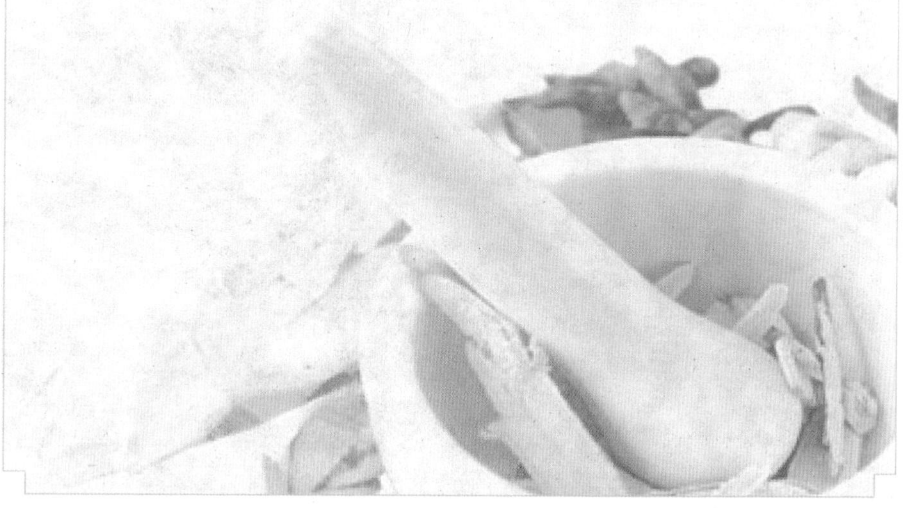

黄柏

【来源】本品为芸香科植物黄皮树“关黄柏”或黄檗的干燥树皮。前者习称“川黄柏”，后者习称“关黄柏”。

【别名】黄檗、木檗。

【处方用名】黄柏、川黄柏、盐黄柏、酒黄柏、黄柏炭。

【用法用量】水煎服，3~12 克。外用：适量。

【产地】主产于四川、贵州、湖北、云南等地。

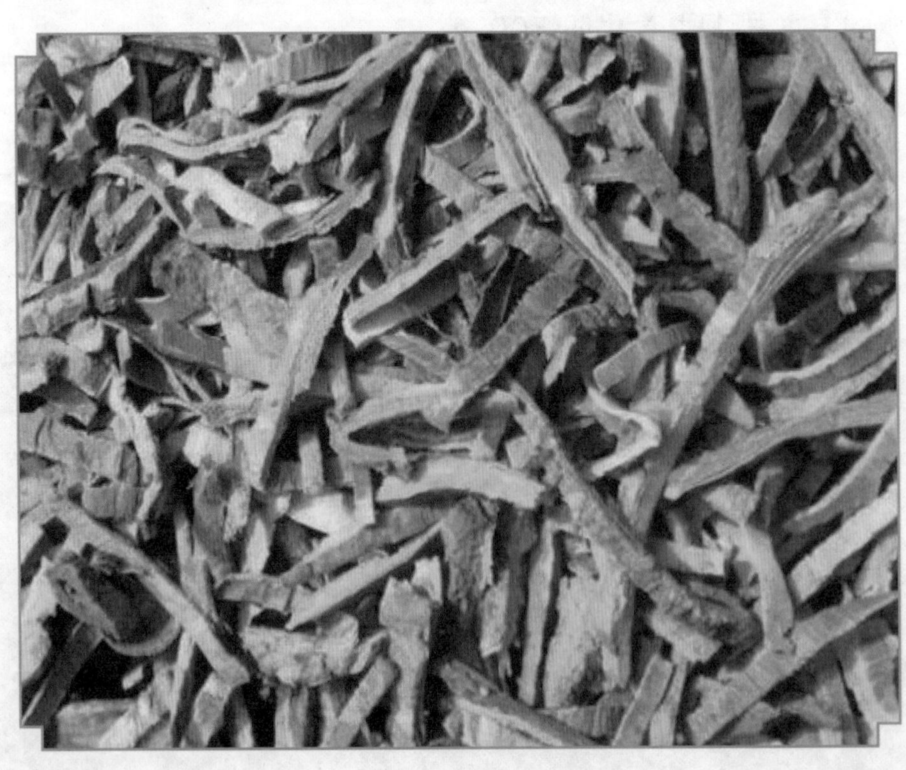

常用单方

【方一】黄柏30克

【用法】取上药，用清水洗净，加水200毫升，煎取50毫升。将脚洗净，用浸过药液的脱脂棉将患趾四周包裹，外用塑料薄膜包扎，胶布固定。

【功能主治】消炎止痛，主治甲沟炎。

【方二】黄柏50克

【用法】取上药，放入食用醋精200毫升中浸泡6~7日，纱布过滤，滤液分装于5毫升小瓶中备用。用时将患处用温水洗净，用竹签蘸药液点搽患处。涂药部位呈灰白色，这是该药高浓度的醋精脱水作用，使其患部萎缩加之角质剥落溶解的协同作用，可使患处苔藓样鳞屑脱落。如连用1~2周苔藓样鳞屑脱落、结痂，新的皮肤长出，即为痊愈。

【功能主治】清热燥湿、解毒疗疮，主治神经性皮炎。

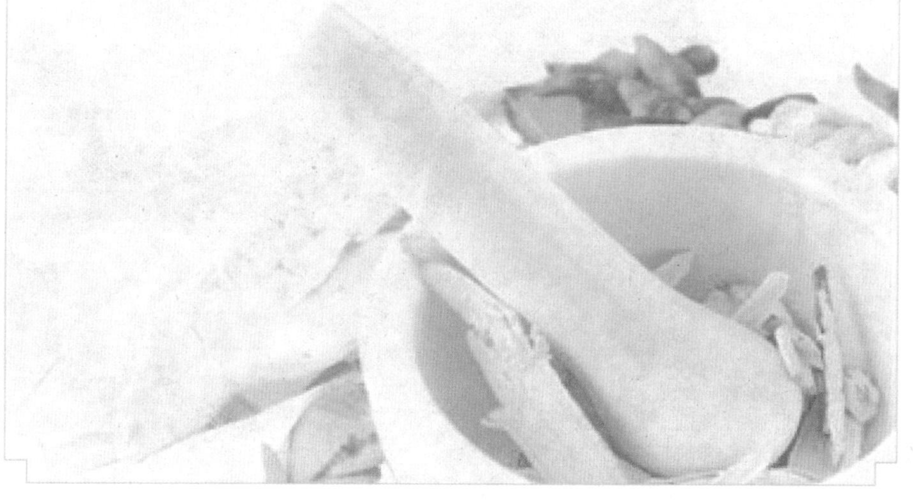

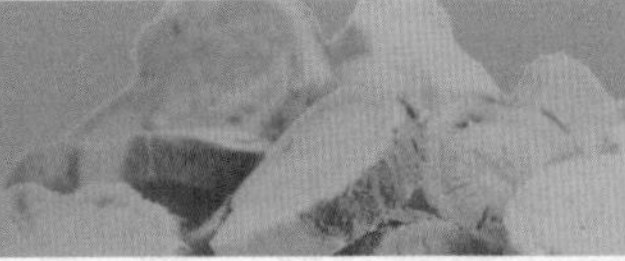

苦参

【来源】本品为豆科植物苦参的干燥根。

【别名】野槐、山槐、地参、苦骨、地槐根。

【处方用名】苦参。

【用法用量】水煎服，常用量：4.5~9克。外用：适量，煎汤洗患处。

【产地】主产于山西、河南、河北等地，其他大部分地区亦产。

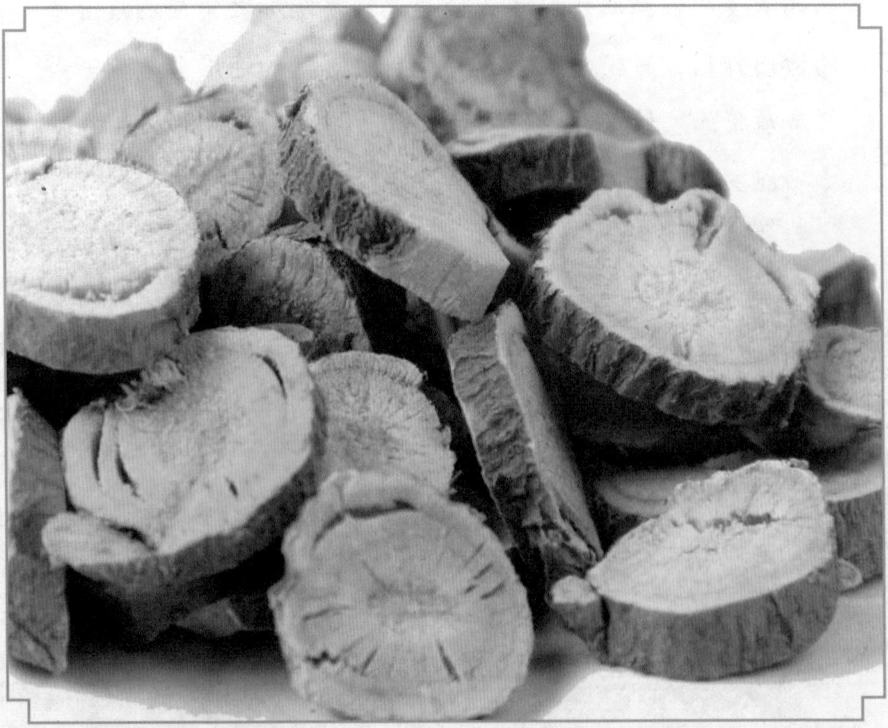

常用单方

【方一】苦参适量

【用法】取上药，研为细粉，装瓶备用。每次1克，每日4次，口服。

【功能主治】清热、燥湿、止痢，主治急性细菌性痢疾。

【方二】苦参500克

【用法】上药加冷水1000毫升，泡12~20小时，煎1小时，取汁400~600毫升；加水1000毫升，煎取300~500毫升，再加水1000毫升，煎取500毫升。将3次煎汁混合，浓缩成1000毫升，加糖适量。成人每次20毫升，小儿每次5~15毫升，睡前1次口服。

【功能主治】清心安神，主治失眠。

【方三】苦参300克

【用法】取上药、加冷水1000毫升，煎煮取汁500毫升，如法再煎2次。将3次煎汁混合，浓缩成1000毫升，加单糖浆适量调味，装瓶备用。每次50毫升，每日上下午各服1次，连服2~4周。

【功能主治】宁心复脉，主治早搏。

生地黄

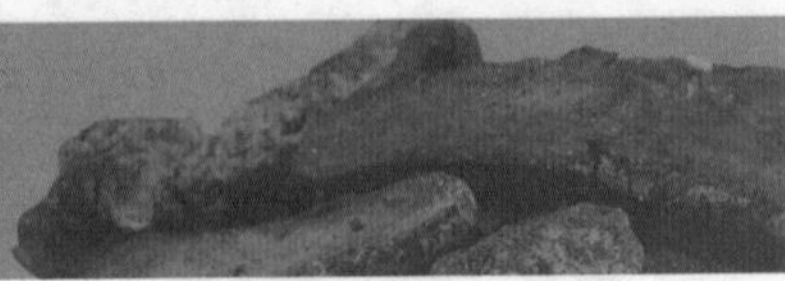

【来源】本品为玄参科植物地黄的新鲜或干块茎。

【别名】生地。

【处方用名】生地、生地炭。

【用法用量】水煎服，鲜地黄 12~30 克，生地黄 9~15 克。

【产地】主要为栽培，分布于河南、山东、陕西、河北等地。

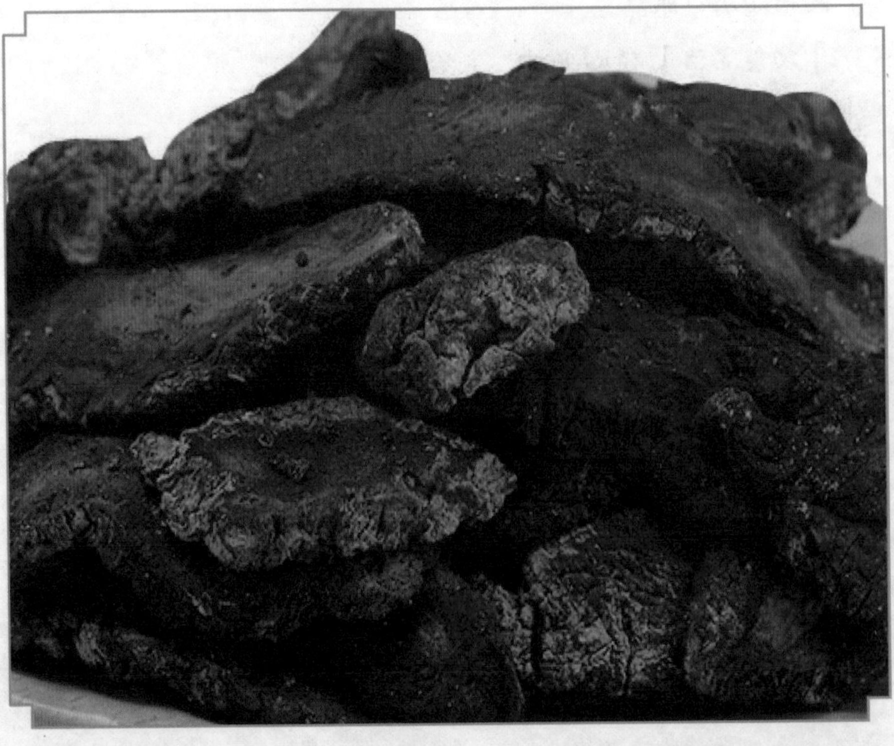

常用单方

【方一】干地黄 90 克

【用法】取上药，用清水洗净，切碎，加水 600~800 毫升，煎煮约 1 小时，滤出药液约 300 毫升，为 1 日量，1 次或 2 次服完。除个别病例连日服药外，均采用 6 日内连服 3 日，经 1 个月后，每隔 7~10 日连服 3 日的用药方案。

【功能主治】抗炎消肿，主治风湿性、类风湿性关节炎。

【方二】生地 30 克

【用法】取上药，用清水洗净，与新鲜猪肉 30 克一起加水适量煮或蒸。煮蒸到肉烂后，将药、肉及汤顿服，亦可分几次服完，每日 1 剂。

【功能主治】清热解毒、凉血消肿，主治疮疔。

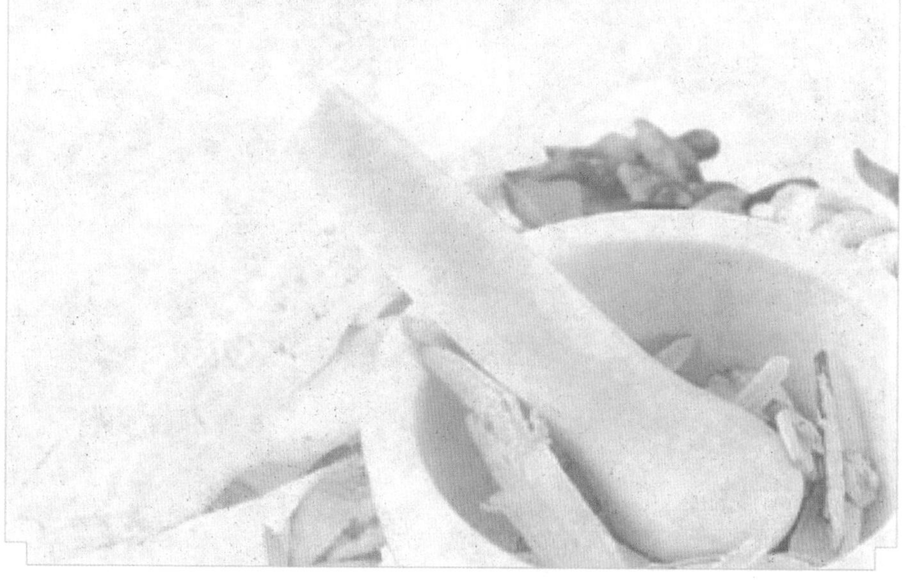

牡丹皮

【来源】本品为毛茛科植物牡丹的干燥根。

【别名】丹皮、粉丹皮。

【处方用名】牡丹皮、刮丹皮、粉丹皮、丹皮。

【用法用量】水煎服，常用量：6~12 克。

【产地】主产于河南、安徽、山东等地。

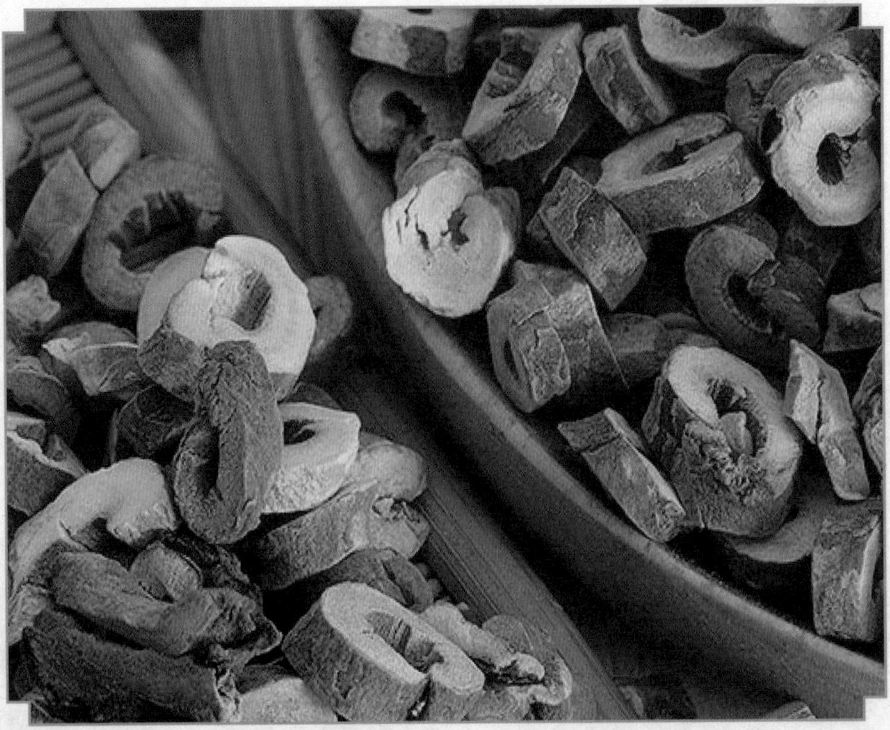

常用单方

【方一】牡丹皮适量

【用法】取上药，水煎分 3 次服，初次用量每日为 15~18 克，如无不良反应，可增至每日 50 克。

【功能主治】降血压，主治高血压病。

【方二】牡丹皮 100 克

【用法】取上药，加水 1000 毫升，煮沸 15 分钟，取汁、挤渣，过滤后制成 10% 的煎液，每晚服 50 毫升，连服 10 次为 1 个疗程。

【功能主治】抗过敏、通鼻窍，主治过敏性鼻炎。

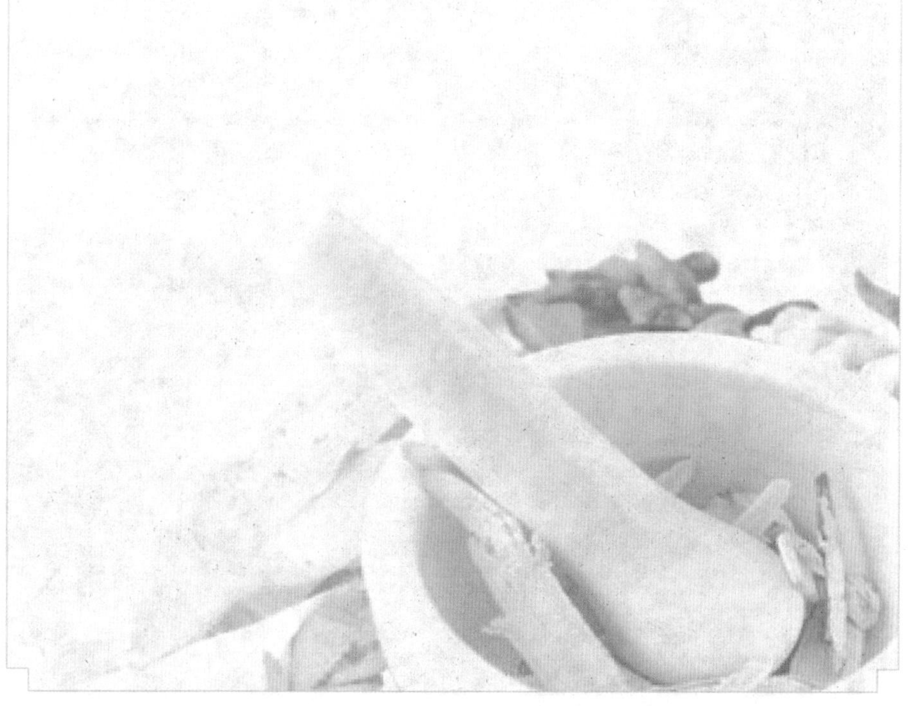

连 翘

【来源】本品为木犀科植物连翘的干燥果实。

【别名】落翘、黄花翘、空壳。

【处方用名】连翘、青连翘、连翘壳、连翘心。

【用法用量】水煎服，常用量：6~15 克。

【产地】主产于我国东北、华北、长江流域至云南地区。

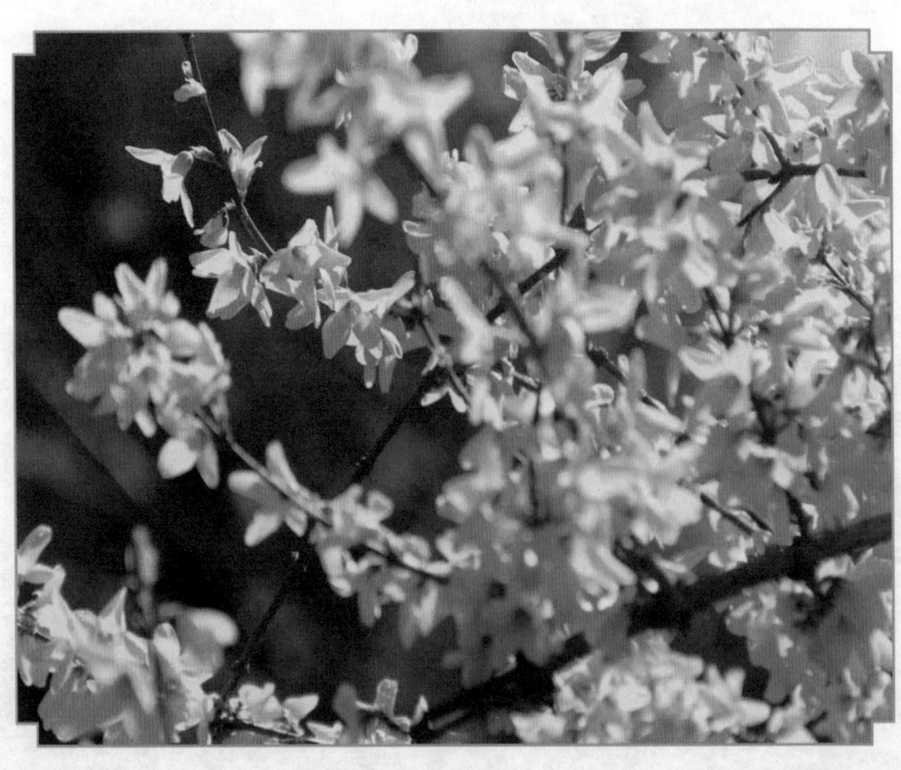

常用单方

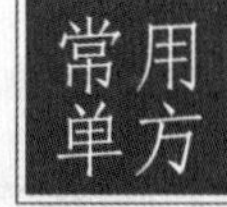

【方一】连翘500克

【用法】取上药，加工成细粉剂。成人每日20~25克，分3次饭前服用，忌食辛辣食物及酒等。

【功能主治】杀菌抗结核、消炎止血，主治肺结核。

【方二】连翘适量

【用法】取上药，去梗洗净，曝干，装罐备用。每次用15~30克，开水冲泡或煎沸当茶饮，连服1~2周。

【功能主治】清热通便，主治便秘。

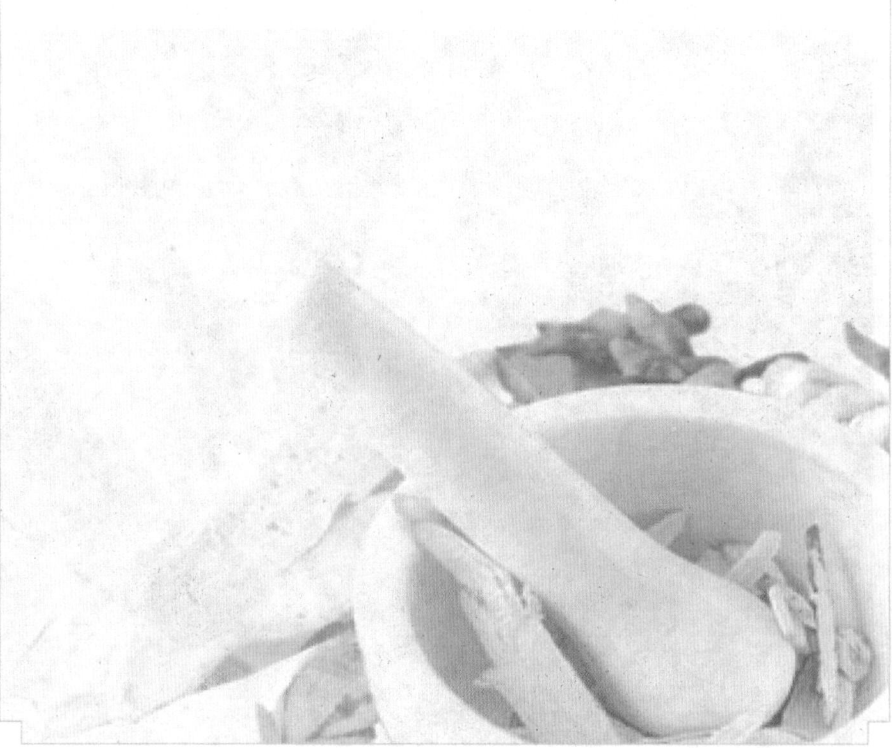

大青叶

【来源】本品为十字花科植物蓝的干燥叶。

【别名】大青、蓝叶。

【处方用名】大青叶。

【用法用量】水煎服，常用量：9~15 克。

【产地】主产于河北、北京、山西等地。

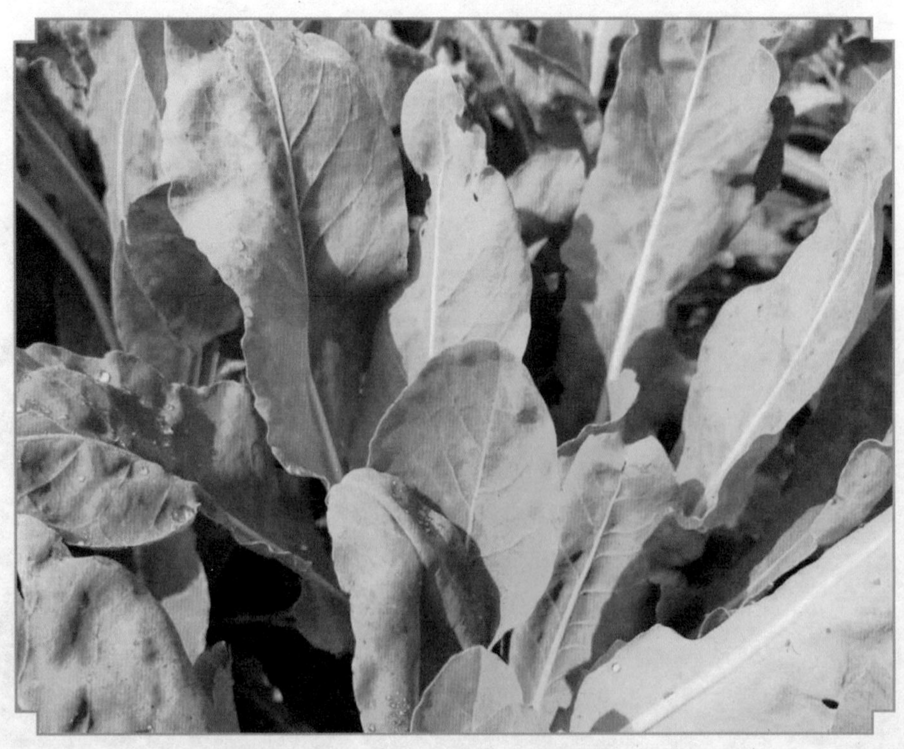

常用单方

【方一】大青叶 30 克

【用法】取上药，加水煎取 100 毫升。1 岁以下每次服 10~20 毫升，2~5 岁每次服 50 毫升，11~13 岁每次服 80 毫升，每 4 小时服 1 次，一般退热后 2~3 日停药。

【功能主治】清热解毒，主治流行性乙型脑炎。

【方二】大青叶适量

【用法】成人每次取上药 45 克，加水煎汁顿服；或取 90 克煎汁分 2 次服，连服至痊愈后 1~2 日停药。

【功能主治】清热解毒、抗菌止痢，主治急性细菌性痢疾、急性胃肠炎。

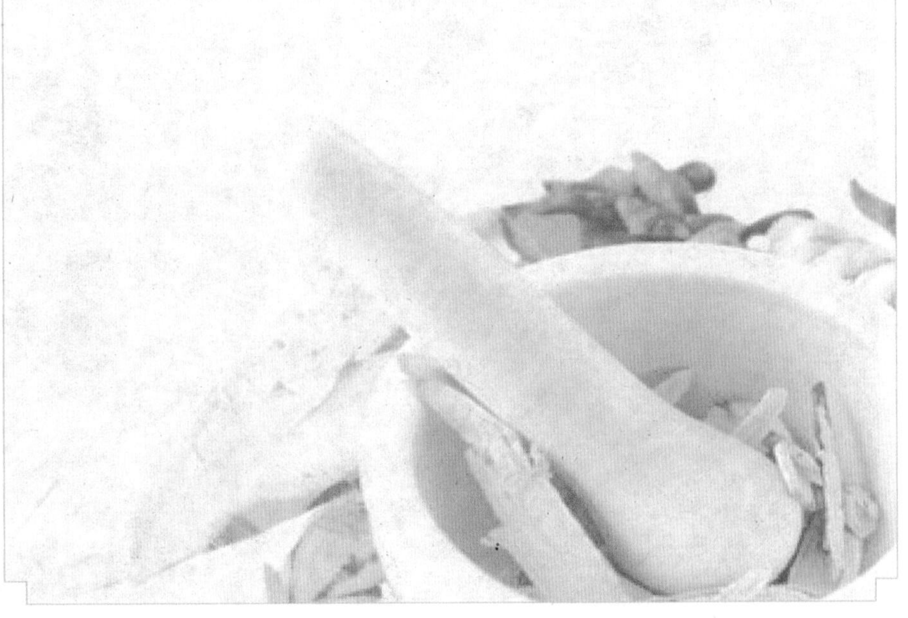

板蓝根

【来源】本品为十字花科植物菘蓝的干燥根。

【别名】大兰根、靛青根、蓝靛根、大青叶根。

【处方用名】板蓝根、大青根。

【用法用量】水煎服，常用量：9~15克。

【产地】主产于河北、江苏，河南、安徽、陕西、甘肃、黑龙江等地。

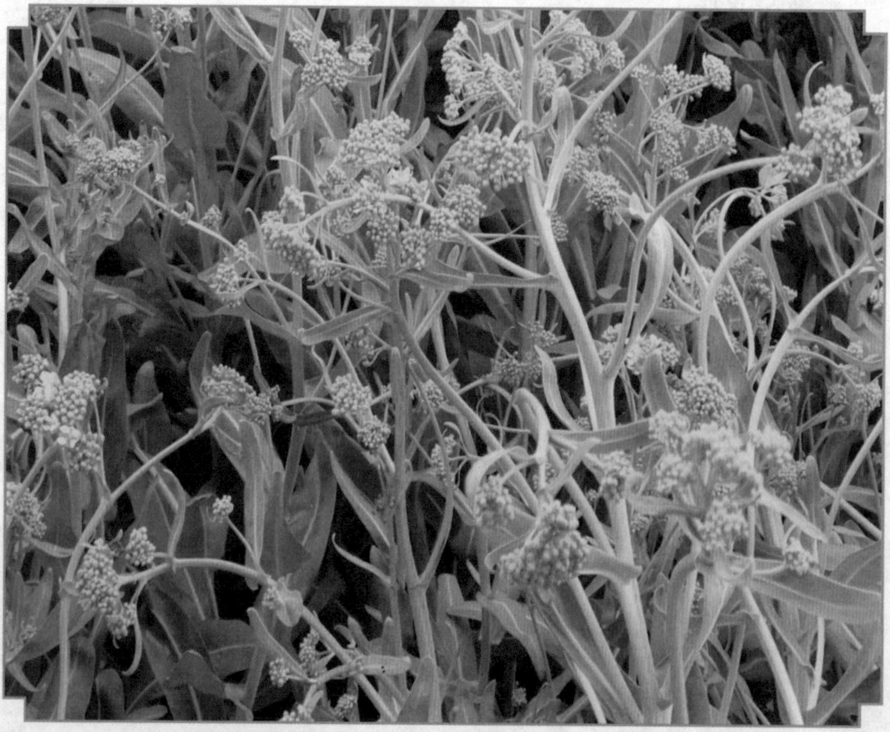

常用单方

【方一】板蓝根适量

【用法】取上药60~120克（5岁以内每日60克，5~14岁每日90克，成人每日120克），按每30克加水500毫升煎至100毫升的比例取。分2次服用，每日1剂。治疗过程中需配合西医降温、镇痉、抗呼吸衰竭等对症处理。

【功能主治】清热解毒，主治流行性乙型脑炎。

【方二】板蓝根50克

【用法】取上药，加水700毫升，煎至450毫升，再取煎液1/3浓缩为50毫升，涂擦患处；余2/3药液分次含漱，每日5~6次，每日1剂。

【功能主治】解毒消炎，主治口腔溃疡。

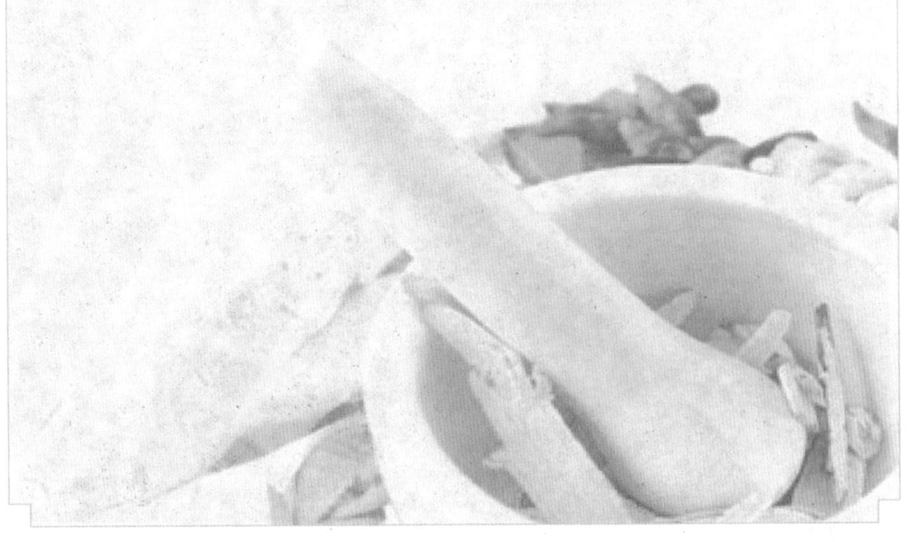

鱼腥草

【来源】本品为三白草科植物蕺菜干燥地上部分。

【别名】蕺菜、蕺草、岑草、侧耳根。

【处方用名】鱼腥草。

【用法用量】水煎服，15~25 克，不宜久煎。鲜品用量加倍，水煎或捣汁服。外用：适量，捣敷或煎汤熏洗患处。

【产地】主产于江苏、浙江、湖南、江西等地。

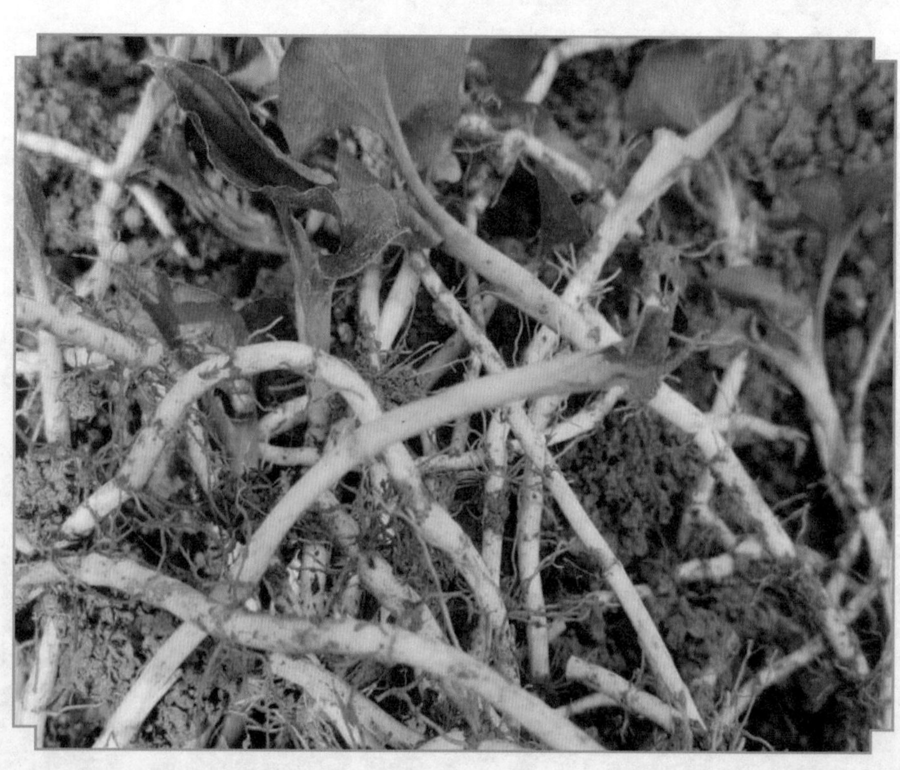

常用单方

【方一】鲜鱼腥草 50~100 克

【用法】取上药（干品减半），水煎服，每日 1 剂。如用鲜品，可先嚼服药叶 20~40 克，则效果更佳。

【功能主治】清热解毒、抗菌止痢，主治急性细菌性痢疾。

【方二】鱼腥草 180 克

【用法】取上药，加白糖 30 克，水煎服，每日 1 剂，连服 5~10 剂。

【功能主治】清热解毒、利湿退黄，主治急性黄疸型肝炎。

【方三】鲜鱼腥草 50~150 克

【用法】取上药，冰糖适量。先把鱼腥草洗净，捣烂，然后把冰糖放入 200~500 毫升水中煮沸，再冲入鱼腥草中，加盖 5~7 分钟后即可服用。每日 1~2 次，连服 4 日。

【功能主治】主治风热咳嗽。

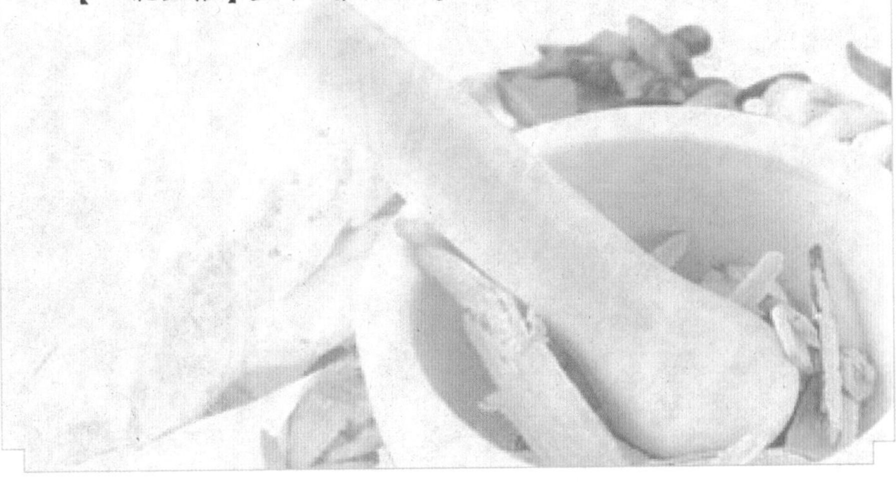

白头翁

【来源】本品为毛茛科植物白头翁的干燥根。

【别名】翁草、山棉花、大将军。

【处方用名】白头翁、白头公、白头草。

【用法用量】水煎服，常用量：9~15 克。

【产地】分布于我国北方各省。

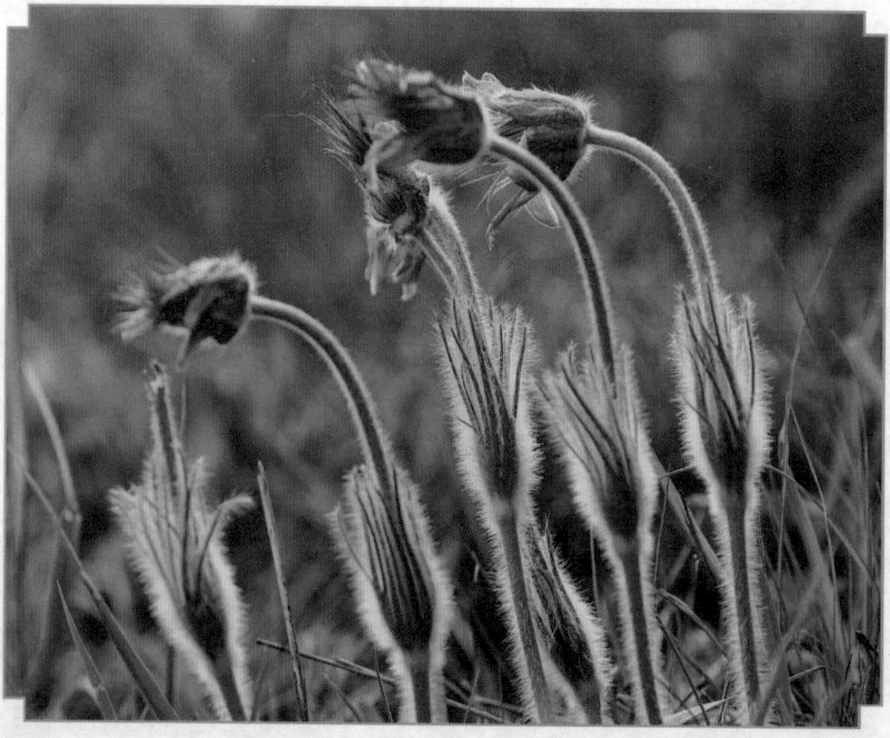

常用单方

【方一】白头翁30克

【用法】取上药，加水煎煮4次，去渣取汁，混合后加红糖适量，分2次温服，每日1剂，连服30日。视病情可适当延长服用时间。

【功能主治】解毒消肿，主治颈淋巴结肿大。

【方二】鲜白头翁20克

【用法】取上药，鸡蛋3枚，先煎白头翁煮沸后，再将鸡蛋打入药中，勿搅动，以免蛋散。待鸡蛋熟后，捞出鸡蛋，滗出药汁，吃蛋喝汤，使患者微微汗出。

【功能主治】解毒消肿，主治流行性腮腺炎。

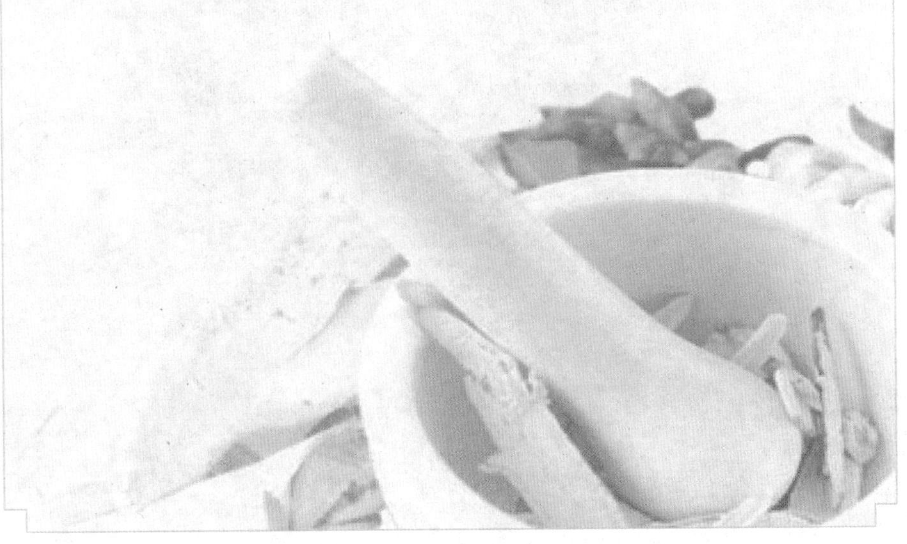

第三章

泄下药与土单方药

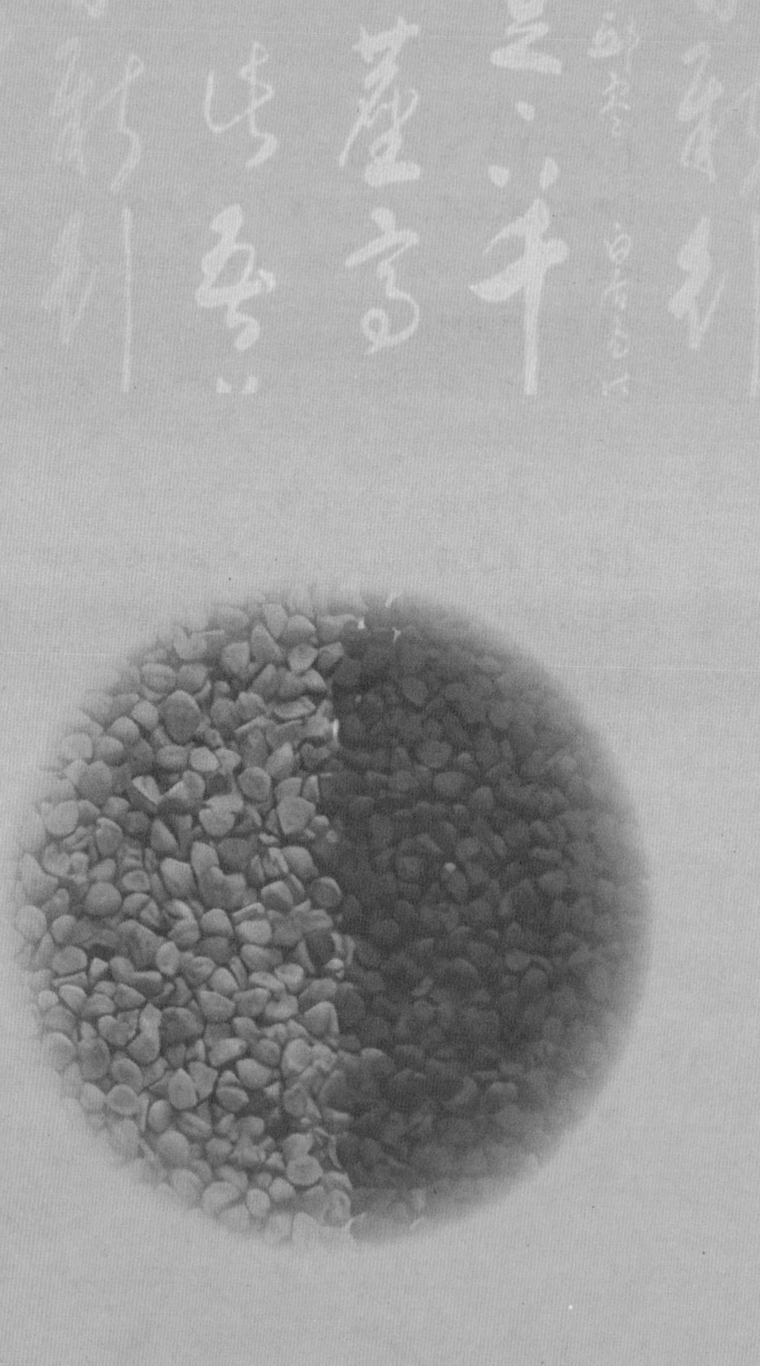

能攻积、逐水，引起腹泻，或润肠通便的药物，称为泻下药。

泻下药用于里实的症候，其主要功用大致可分为三个：一为通利大便，以排除肠道内的宿食积滞或燥屎；一为清热泻火，使实热壅滞通过泻下而解除；一为逐水退肿，使水邪从大小便排出，以达到驱除停饮、消退水肿的目的。

根据泻下作用的不同，一般可分攻下药、润下药和峻下逐水药三类。

攻下药的作用较猛，峻下逐水药尤为峻烈。这两类药物，奏效迅速，但易伤正气，宜用于邪实正气不虚之症。对久病正虚、年老体弱以及妇女胎前产后、月经期等均应慎用或禁用。润下药的作用较缓和，能滑润大肠而解除排便困难，且不致引起大泻，故对老年虚弱患者，以及妇女胎前产后等由于血虚或津液不足所致的肠燥便秘，均可应用。

牵牛子

【来源】本品为双子叶植物药旋花科植物牵牛或毛牵牛等的种子。

【别名】草金铃、金铃、黑牵牛、白牵牛、黑丑、白丑。原植物牵牛，又名：盆额草、狗耳草、牵牛花、勤娘子、姜花、裂叶牵牛、打碗花、江良科、常看藤叶牵牛、喇叭花。毛牵牛又名：圆叶牵牛、紫花牵牛。

【处方用名】二丑、黑白丑、牵牛子、炒二丑、黑丑、白丑、炒黑白丑、黑牵牛、白牵牛。

【用法用量】内服：入丸、散，每次 1.5~3 克；水煎服，3~9 克。

【产地】全国各地均有分布。

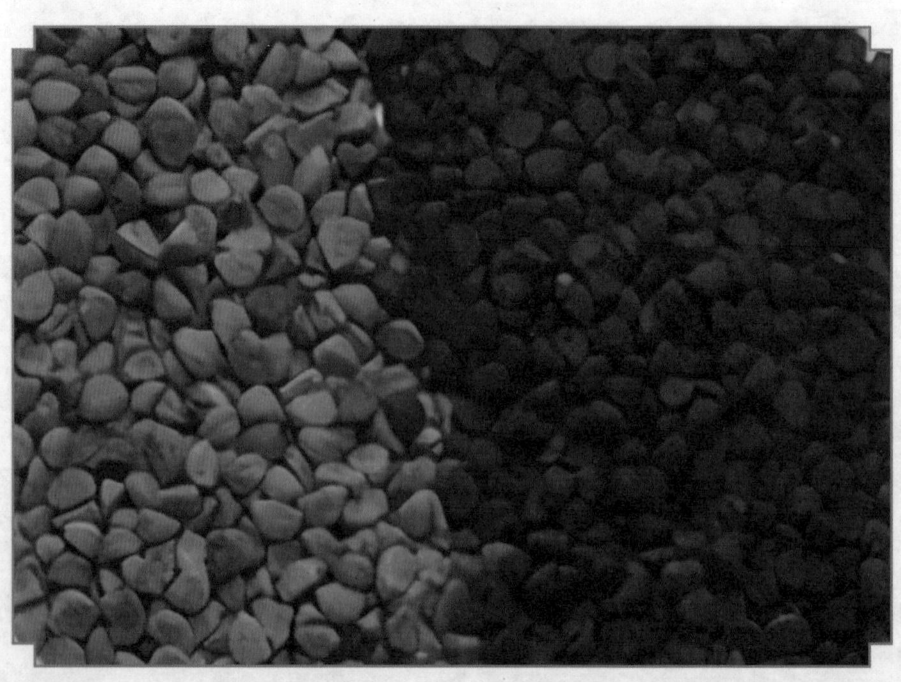

常用单方

【方一】黑白丑各适量

【用法】取黑白丑各等份，炒熟，研成粉末，用鸡蛋1个加油煎至将成块时，把药粉撒在蛋上，于早上空腹服用，成人每次服3~4.5克，小儿酌减，每隔3日服1次，严重者可服3次。

【功能主治】泻下驱虫，主治蛲虫病。

【方二】牵牛子10克

【用法】取上药，研成细粉，加入面粉100克（二者比例为1：10），烙成薄饼。空腹1次食尽，半月后重复1次。儿童用量减半。

【功能主治】泻下驱虫，主治蛲虫病。

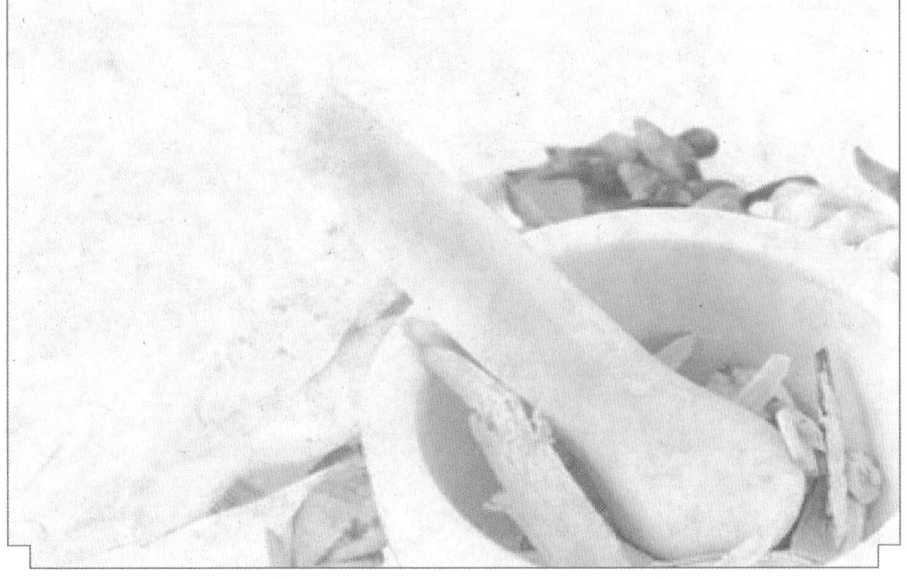

甘 遂

【来源】本品为双子叶植物药大戟科植物甘遂的根。

【别名】主田、重泽、苦泽、甘泽、陵囊、甘冀、电丑、陵泽、肿手花根。

【处方用名】甘遂、漂甘遂、生甘遂、制甘遂、煮甘遂、醋甘遂、爆甘遂等。

【用法用量】入丸、散服，每次 0.5~1 克。外用：适量，生用。内服醋制用，以减低毒性。本品药性峻烈，非气壮邪实者禁用。

【产地】主产于陕西、山东、甘肃、河南等地。

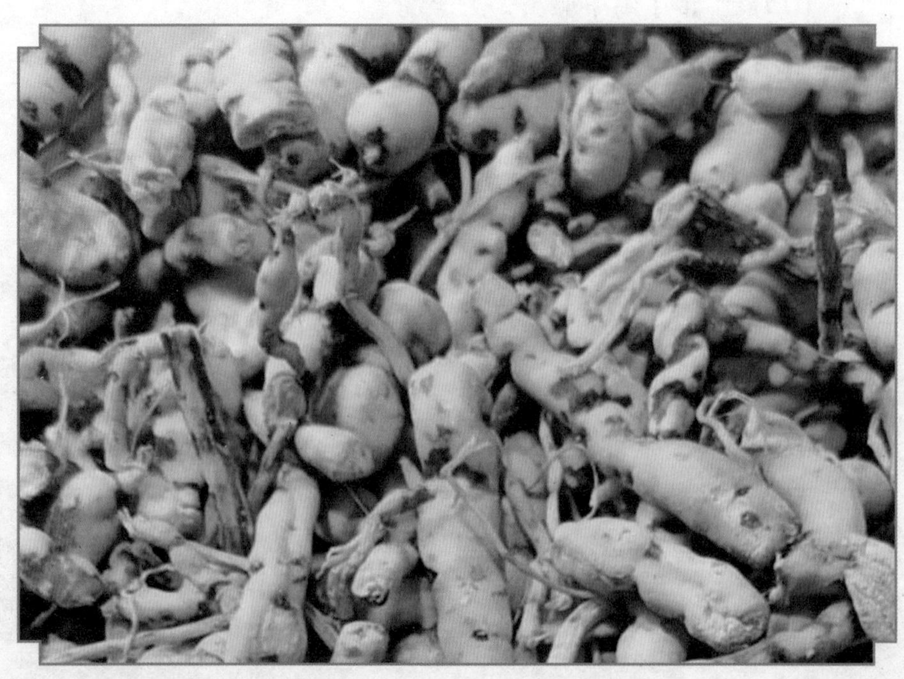

常用单方

【方一】生甘遂适量

【用法】取上药，研末。每次 1.5~2 克，口服，连续服用 7~20 日。

【功能主治】逐饮消肿，主治胸腔积液。

【方二】甘遂适量

【用法】取上药，研为细粉。吞服，每次 2 克，每 3~4 小时 1 次。可同时配合纠正水电解质紊乱，抗菌消炎，解痉止痛。

【功能主治】泻下通便，通腑散结，主治麻痹性肠梗阻、机械性肠梗阻、蛔虫性肠梗阻、粘连性肠梗阻。

【方三】生甘遂 50 克

【用法】取上药，研为细末。再取鸡蛋 20 个，煮熟去壳，用竹筷子将蛋戳洞穿透，然后将甘遂与鸡蛋放入水中同煮 15 分钟，弃去药汤、药渣，每次进食鸡蛋 1 个，每日 2 次。

【功能主治】消肿散结，主治慢性淋巴结炎。

巴豆

【来源】本品为双子叶植物大戟科植物巴豆的种子。

【别名】巴菽、刚子、江子、老阳子、双眼龙、猛子仁、巴果、巴米、双眼虾、红子仁、豆贡、毒鱼子、銮豆、贡仔、八百力、大叶双眼龙、巴仁、芒子。

【处方用名】巴豆、巴豆仁、巴豆肉、大巴豆、肥江子、生巴豆、巴豆霜、炒巴豆仁。

【用法用量】入丸、散服，每次0.1~0.3克，一般不入煎剂。大多制成巴豆霜用，以减低毒性。外用：适量。本品有大毒，故非急症必需时，不得轻易使用。

【产地】分布于四川、湖南、湖北、云南、贵州、广西、广东、福建、台湾、浙江、江苏。药材主产于四川、广西、云南、贵州，以四川产量最大。

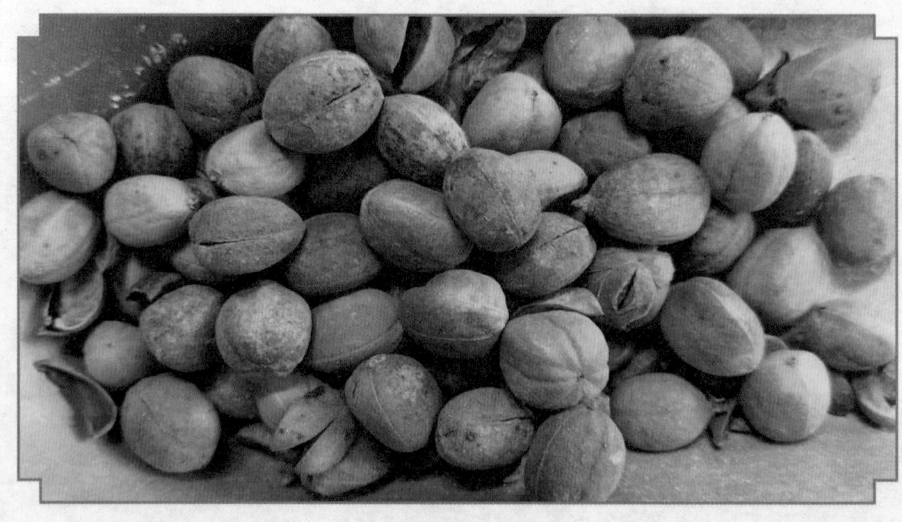

常用单方

【方一】巴豆仁适量

【用法】取上药，切碎，置胶囊内。每次服 100 毫克，小儿酌减，每 4~5 小时用药 1 次，至畅泻为度，每 24 小时不超过 400 毫克。

【功能主治】驱蛔利胆，主治胆绞痛、胆道蛔虫症。

【方二）巴豆仁 60 克

【用法】取上药及猪脚 1 对，小儿及体弱者减半，共放大容器内加水炖至猪脚熟烂，去巴豆仁和骨，不加盐，每日分 2 次空腹服。如未愈，每隔 1 周再服 1 次，可连服 20 剂。

【功能主治】消炎止痛，主治骨髓炎、骨结核、多发性脓肿。

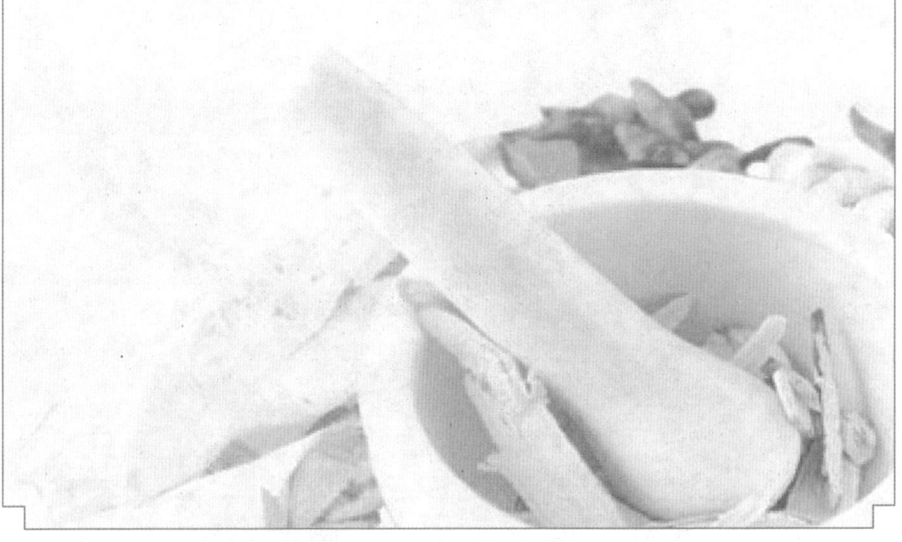

第四章

利水渗湿药与土单方

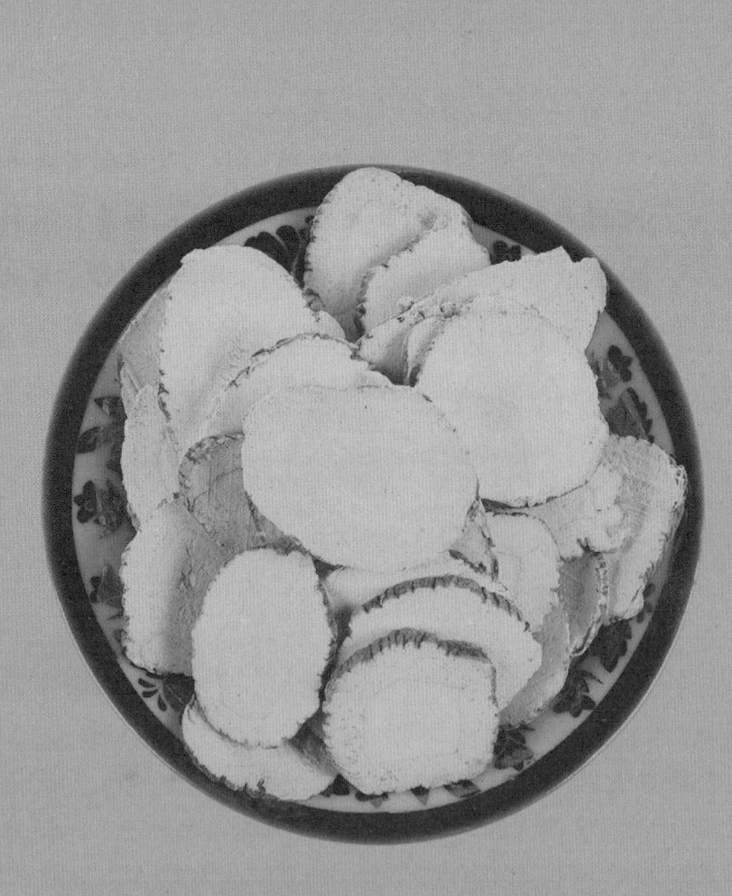

能通利水道、渗除水湿的药物，称为利水渗湿药。

利水渗湿药可通利小便，具有排除停蓄体内水湿之邪的作用，可以解除由水湿停蓄引起的各种病症，并能防止水湿日久化饮、水气凌心等，故对临床诊疗具有重要意义。

利水渗湿药主要适用于小便不利、水肿、淋症等病症，对湿温、黄疸、湿疮等水湿为患，亦具有治疗作用。利水渗湿药味多甘、苦、淡，性多寒、平。主要归肾、膀胱经，兼入脾、肺、小肠经。

茯苓

【来源】本品为菌类植物药多孔菌科植物茯苓的干燥菌核。

【别名】茯苑、茯灵、茯零、茯苓、伏苑、松腴、绛晨伏胎、云苓、茯兔、松薯、松木薯、松苓。

【处方用名】茯苓、云苓、云茯苓、白茯苓、朱茯苓、殊茯苓、茯苓片、朱衣茯苓、殊衣茯苓、辰茯苓、连皮苓、带皮苓、连皮茯苓等。

【产地】主产于安徽、湖北、河南、云南，此外，贵州、四川、广西、福建、湖南、浙江、河北等地亦产。

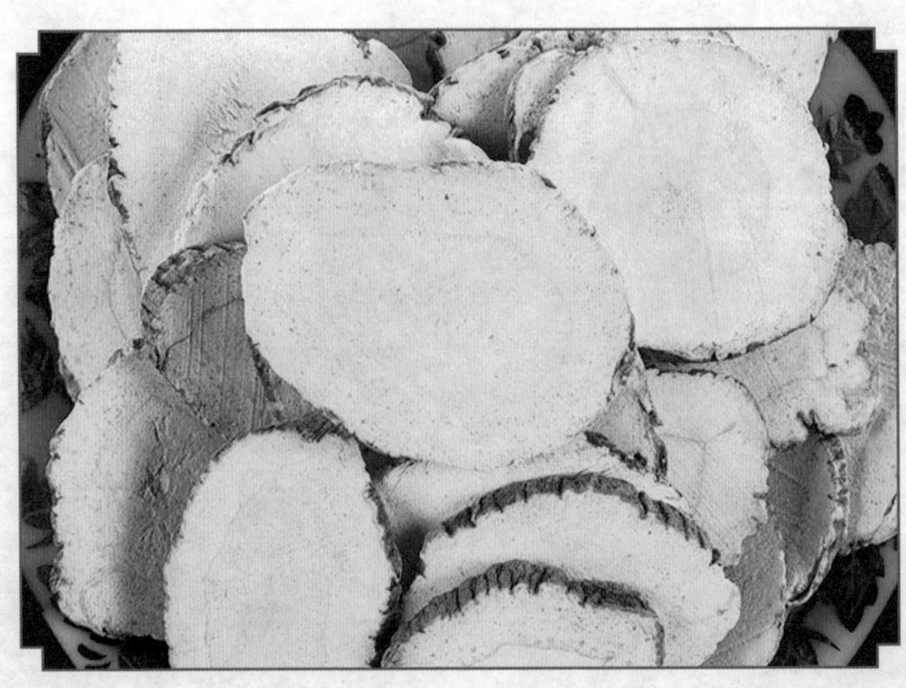

常用单方

【方一】茯苓500克

【用法】取上药，烘干，研为细末，备用。每次6克，每日2次，口服；或于睡前服10克。同时外用酒剂（补骨脂25克、旱莲草25克，用200毫升75%乙醇浸泡1周后即可），每日数次涂患处。

【功能主治】健脾生发，主治斑秃。

【方二】茯苓适量

【用法】取上药，研为细粉，炒后放瓷瓶内备用。1岁以内每次1克，每日3次，口服。

【功能主治】健脾、渗湿、止泻，主治婴幼儿秋季腹泻。

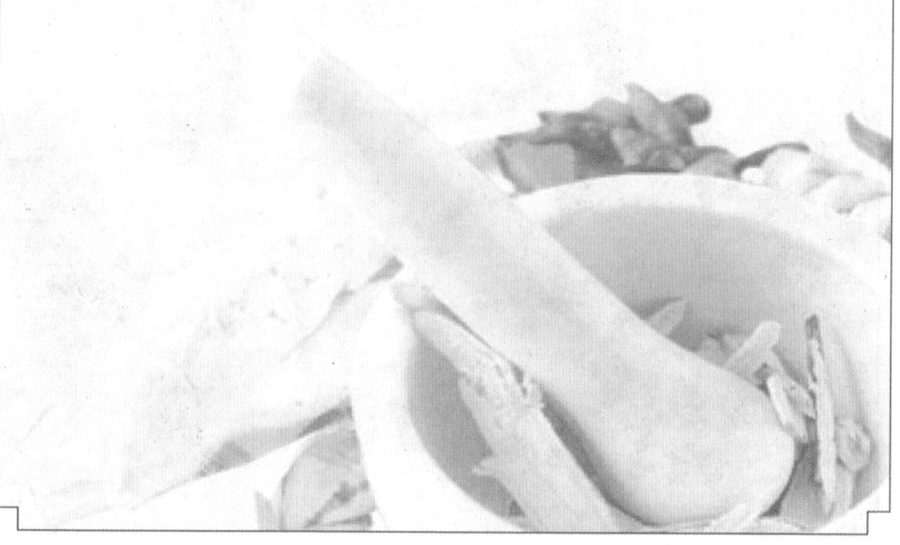

薏苡仁

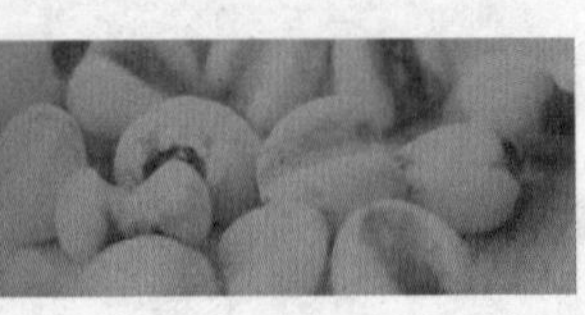

【来源】本品为禾本科植物薏苡的种仁。

【别名】解蠡、起实、赣米、感米、薏珠子、草珠儿、菩提子、赣珠、必提珠、芑草、薏米、米仁、薏仁、故仁、故米、草珠子、六谷米、珠珠米、胶念珠、尿糖珠、老鸦珠、菩提珠、药玉米、水玉米、沟子米、六谷子、裕米、尿端子、尿珠子、催生子、蓼茶子、益米。

【处方用名】薏苡、苡仁、薏米、苡米、薏苡仁、生薏仁、生苡仁、炒薏仁、炒薏米、炒苡仁、焦薏仁、焦苡仁、生薏米、生薏苡仁、蒸苡米。

【产地】主产于福建、河北、辽宁等地。

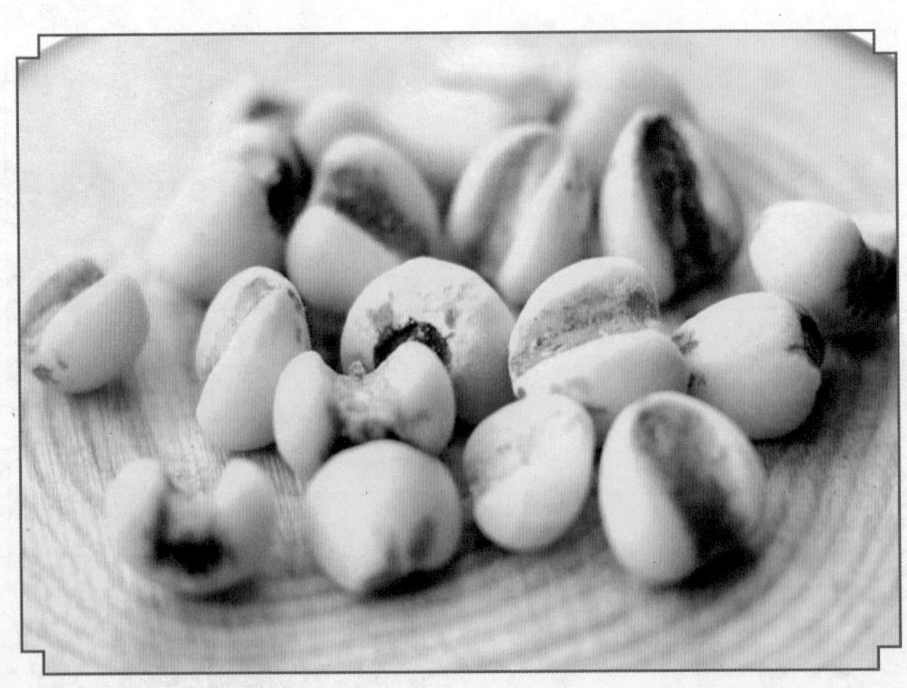

常用单方

【方一】薏苡仁 10~30 克

【用法】取上药水煎，连渣服，每日 1 剂，连用 2~4 周。

【功能主治】解毒消疣，主治扁平疣。

【方二】薏苡仁 15 克

【用法】取上药，与蜜枣 30 克，加酒适量水煎服。

【功能主治】祛湿止痒，主治荨麻疹。

【方三】薏苡仁 30~45 克

【用法】取上药，加水浓煎，滤取药液，加白糖适量。分 3~5 次服，隔日 1 剂。

【功能主治】利水消肿，主治婴儿睾丸鞘膜积液。

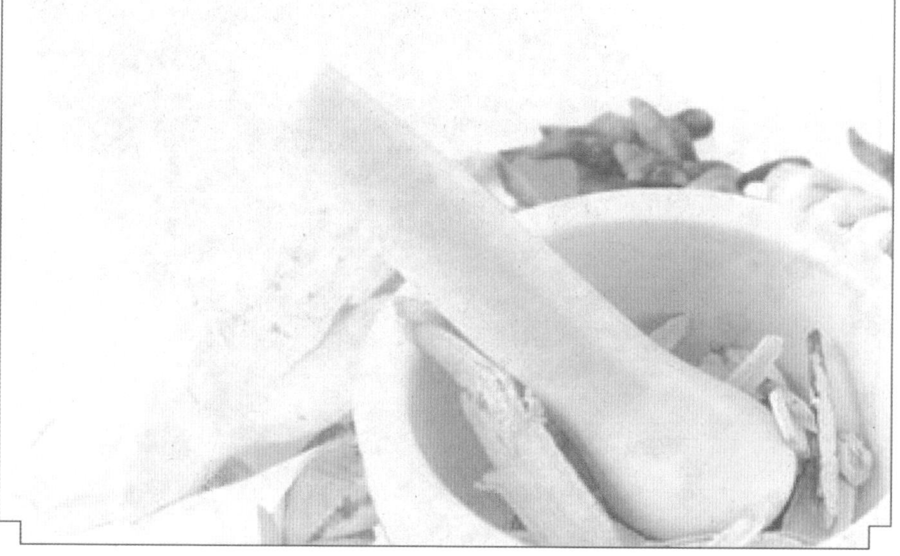

车前子

【来源】本品为车前草科植物车前或平车前的种子。

【别名】车前实、虾蟆衣子、猪耳朵穗子、凤眼前仁。

【处方用名】车前子、车前仁、生车前子、炒车前子、炙车前子、盐车前子、酒车前子等。酒车前子为净车前子用黄酒淋洒拌匀，微闷，待吸尽，再用文火炒干入药者。

【用法用量】水煎服，10~15克。宜包煎。

【产地】主产于江西、河南。此外，东北、华北、西南及华东等地亦产。

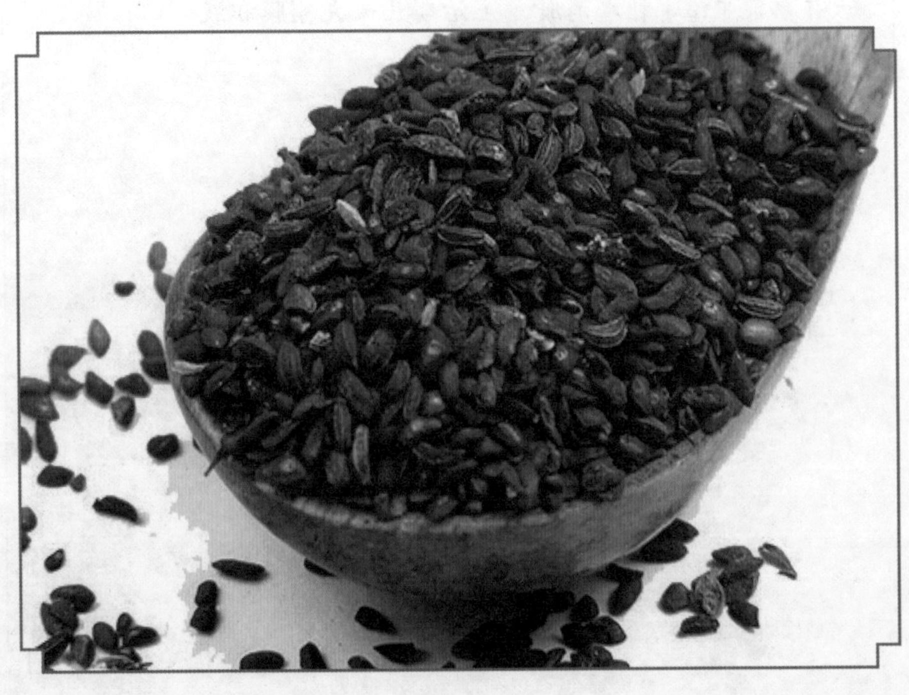

常用单方

【方一】车前子 30 克

【用法】取上药，浓煎取汁，加蜂蜜 30 毫升，和匀。每日分 3~4 次服。

【功能主治】清肺、化痰、止咳，主治百日咳。

【方二】车前子 10 克

【用法】取上药，烘干研末，用水送服。1 周后复查，如无效，隔 1 周再服 1 次，最多服 3 次。

【功能主治】矫正胎位，主治胎位不正。

【方三）车前子适量

【用法】取上药，炒焦研碎。4~12 个月小儿每次服 0.5 克，1~2 岁小儿每次服 1 克，每日 3~4 次。

【功能主治】健脾助运、渗湿止泻，主治小儿单纯性消化不良。

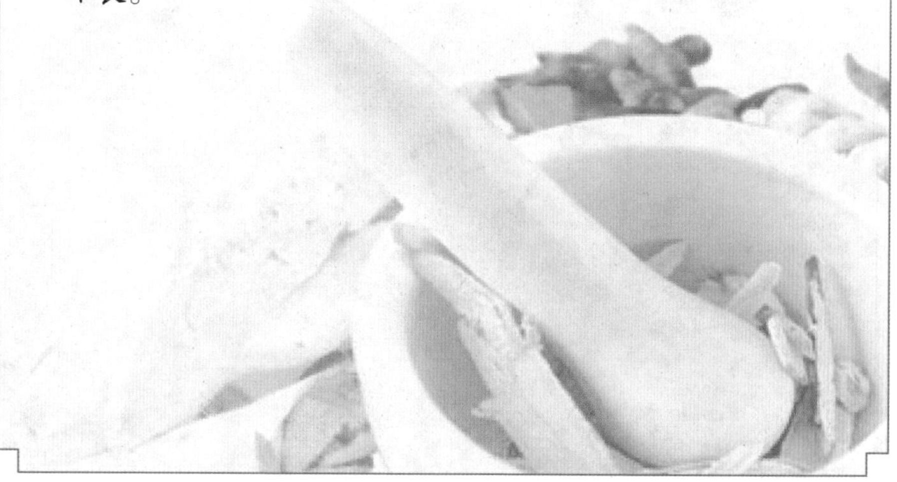

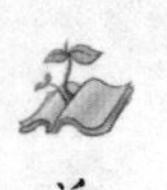

滑石

【来源】本品为硅酸盐类矿物滑石的块状体。

【别名】液石、共石、脱石、番石、夕冷、脆石、留石、画石。

【处方用名】滑石、滑石粉、西滑石、飞滑石、水飞滑石。

【用法用量】水煎服，10~15克；宜包煎。外用：适量。

【产地】主产于江西、山东、江苏、陕西、山西、河北、福建、浙江、广东、广西、辽宁等地。

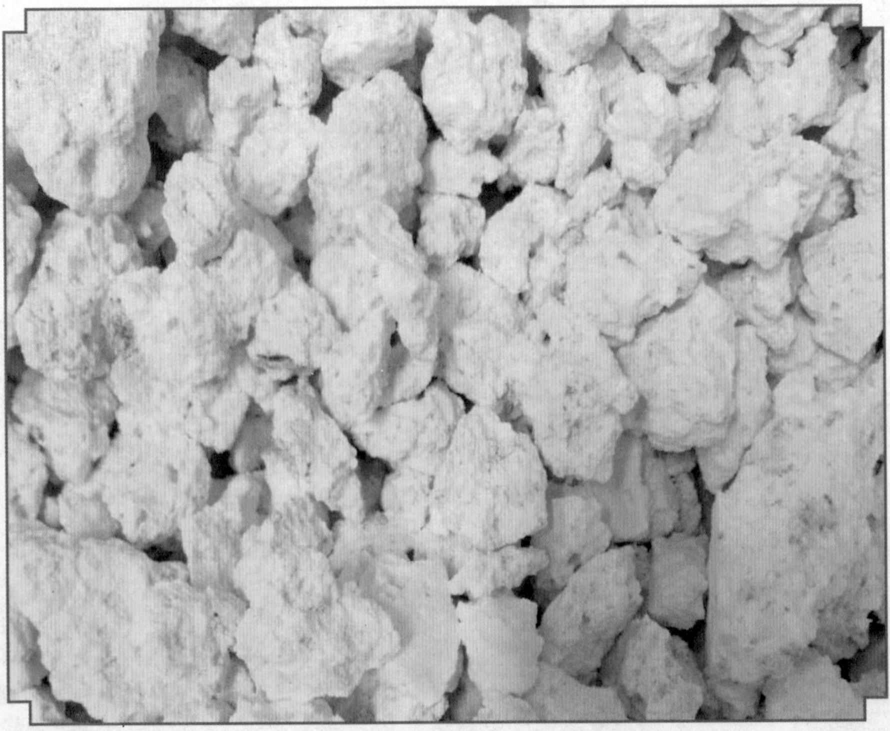

常用单方

【方一】滑石 60 克

【用法】取上药，加水浓煎，过滤取汁调入蜂蜜 120 毫升，白酒 120 毫升口服，每日 1 剂，连服 3 剂为 1 个疗程。

【功能主治】利水通淋，主治输尿管、膀胱结石。

【方二】滑石 15 克

【用法】取上药，加水 250 毫升用文火煎沸 30 分钟，去沉渣，加入适量红糖、食盐（略带点甜味、咸味为度）即可。频服代茶饮之。

【功能主治】利水渗湿，主治小儿秋季腹泻。

【方三】细滑石粉 50~60 克

【用法】取上药，以沸水浸泡至水温适宜时，将其搅匀后稍作沉淀，取混浊药液 200~250 毫升，1 次服下，视病情需要可每日服 1~2 次以上。

【功能主治】利水通淋，主治产后尿潴留。

金钱草

【来源】本品为唇形科植物活血丹的全草或带根全草。

【别名】遍地香、地钱儿、钱儿草、连钱草、铜钱草、白耳草、乳香藤、九里香、半池莲、千年冷、遍地金钱、金钱艾、马蹄草、透骨消、透骨风、过墙风、巡骨风、蛮子草等。

【处方用名】金钱草、大金钱草、大叶金钱草。

【产地】分布于东北、华北、华东等地。药材主产于江苏、广东、四川、广西。

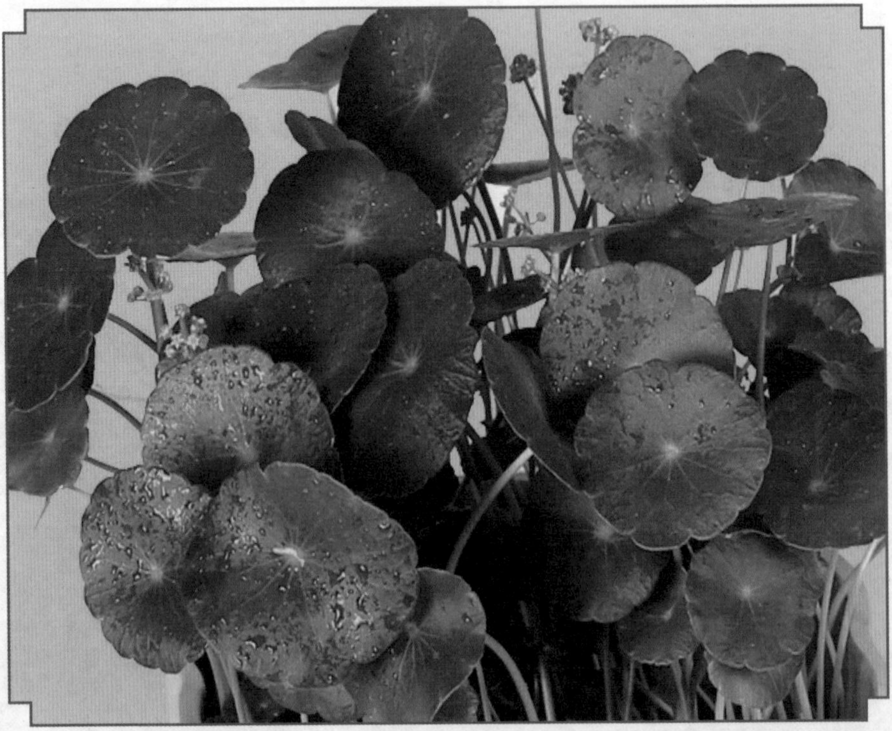

常用单方

【方一】鲜金钱草适量

【用法】取上药，洗净，加少量食盐捣烂，敷于肿处，不论一侧或两侧腮腺肿大，一般都两侧一起敷药。

【功能主治】清热解毒、消肿止痛，主治流行性腮腺炎。

【方二】钱草适量

【用法】取上药，如有低热并伴明显症状者用 30 克，如无低热但有明显症状者用 20 克，无低热且症状较轻者用 10 克。开水浸泡后晨起顿服，或随意饮服。30 日为 1 个疗程，一般服药 2~3 个疗程。

【功能主治】消炎利胆，主治非细菌性胆道感染。

【方三】鲜金钱草 100 克（干品减半）

【用法】取上药水煎。口服，每日 2 次，每日 1 剂。

【功能主治】清热解毒、消肿止痛，主治痔疮。

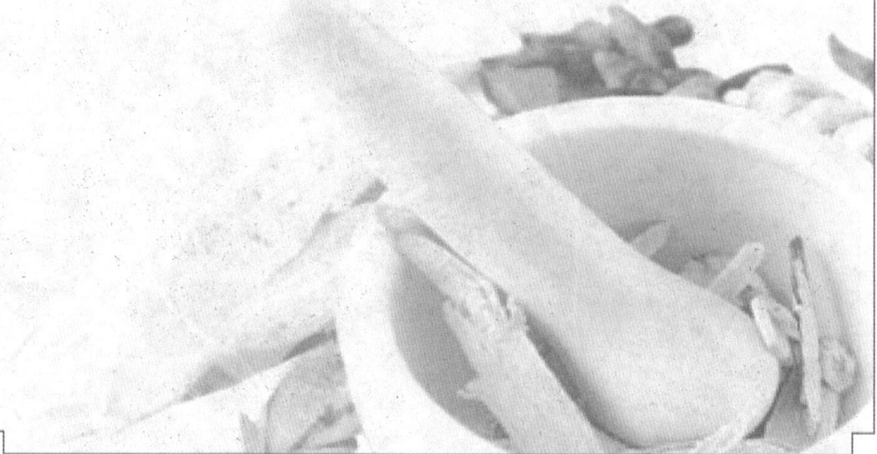

海金沙

【来源】本品为海金沙科植物海金沙的成熟孢子。

【别名】左转藤灰、海金砂。

【处方用名】海金沙、金沙粉。

【用法用量】水煎服，6~12 克；宜包煎。

【产地】主产于广东、浙江，江苏、江西、湖南、湖北、四川、广西、福建、陕西等地。

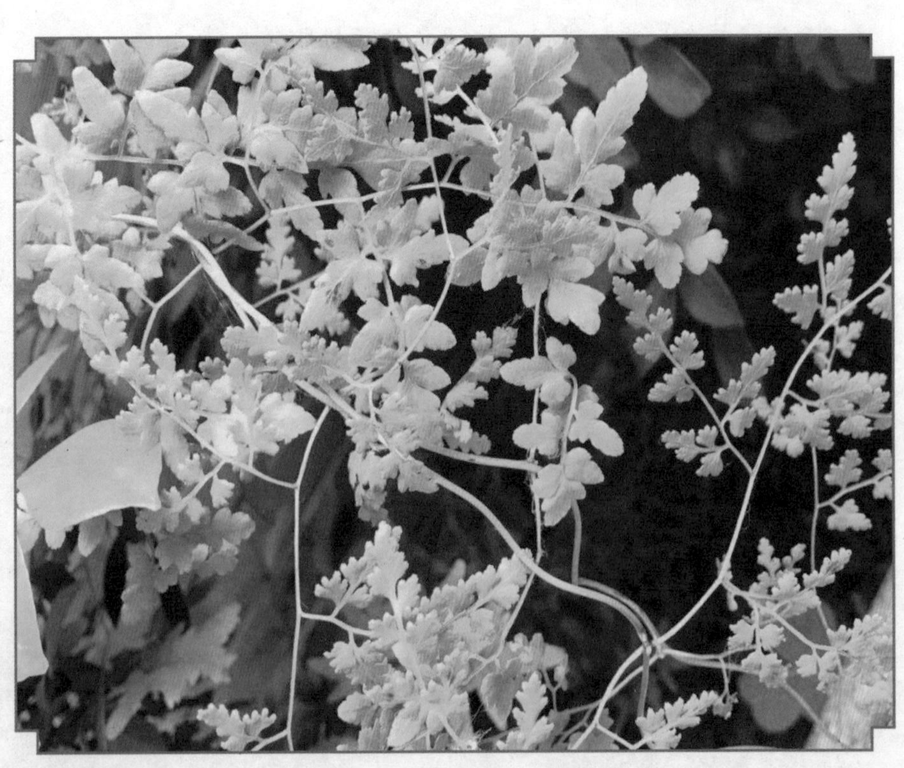

常用单方

【方一】鲜海金沙全草 250 克

【用法】取上药，加黄酒 250 毫升，再加清水以浸过药面为度，武火急煎 15 分钟。待药汁微温顿服，每日 2 剂。

【功能主治】消痈止痛，主治急性乳腺炎。

【方二】鲜海金沙茎叶 30~60 克

【用法】取上药，用凉开水洗净后捣烂，加适量烧酒，调敷患处，用布带包好，每日 1 次。

【功能主治】消肿止痛，主治带状疱疹。

【方三】海金沙适量

【用法】取上药若干，装入空心胶囊，每次吞服 3~5 克（6~10 粒），每日 2~3 次，或不装入胶囊用开水直接吞服，用量相同。

【功能主治】缓急止痛，主治胃脘痛。

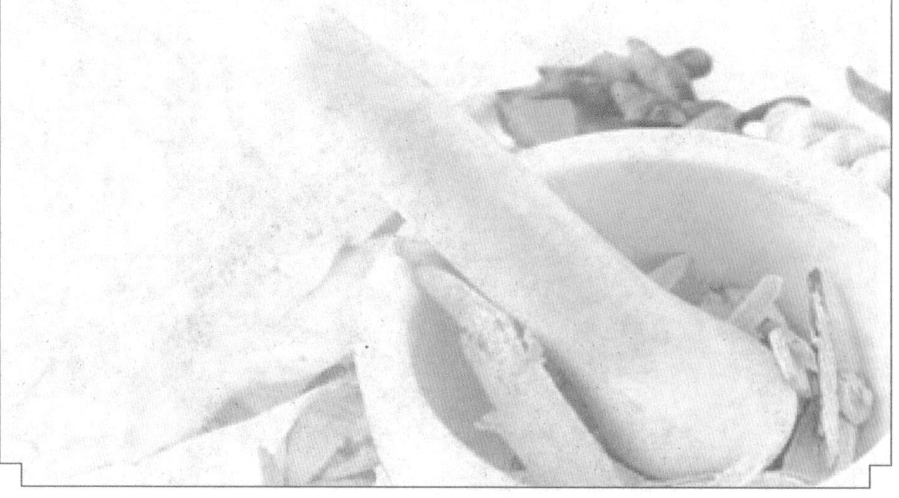

石 韦

【来源】本品为蕨类植物药水龙骨科植物石韦、庐山石韦、毡毛石韦、有柄石韦、北京石韦或西南石韦的叶。

【别名】石皮、石韦、金星草、石兰、生扯拢、虹霓剑草、石剑、潭剑、金汤匙、石背柳。

【处方用名】石韦、石尾。

【用法用量】水煎服，5~10克。大剂30~60克。

【产地】主产于安徽、江苏、浙江、福建、台湾、广东、广西、江西、湖北、四川、贵州、云南等地。

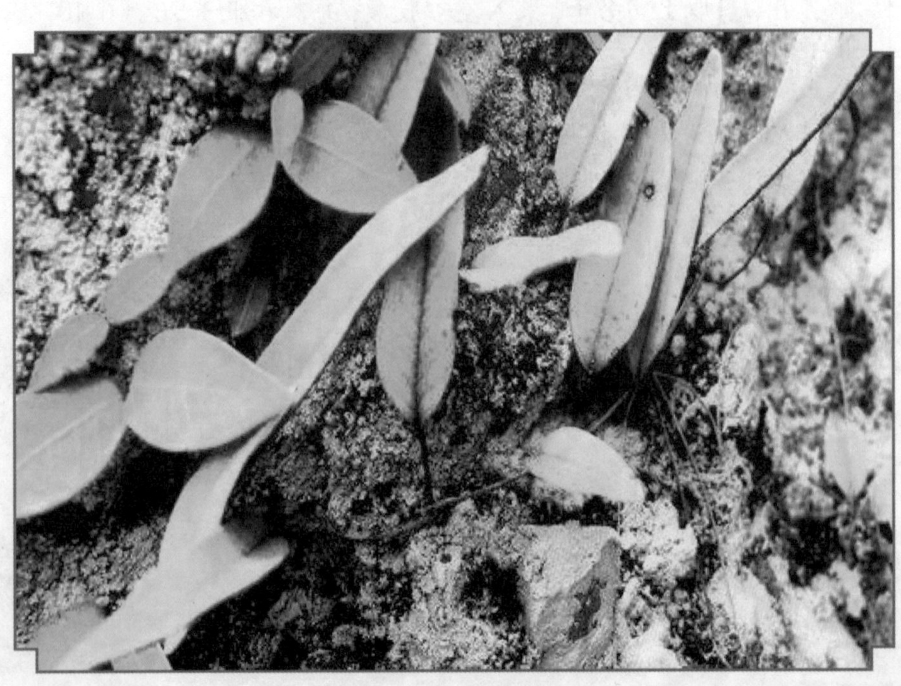

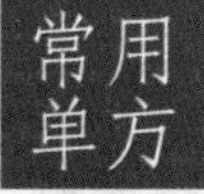

【方一】石韦全草适量

【用法】根据年龄大小取上药，4~9 岁用 15 克，10~15 岁用 30 克，16 岁以上用 45 克，每 30 克加水 1000 毫升，煎成 300 毫升，加冰糖 30 克。分 3 次服，每日 1 剂。

【功能主治】祛痰平喘，主治支气管哮喘。

【方二】石韦 30 克

【用法】取上药，与大枣 10 克同水煎。每日服 1 剂。必要时可酌加其他中药。

【功能主治】升白细胞，主治白细胞减少症。

【方三】有柄石韦叮 20 片左右（相当于 2~3 克）

【用法】取上药，加水 500~1000 毫升，水煎。分 2 次服，每日 1 剂。也可用开水浸泡，当茶饮用。

【功能主治】利水通淋，主治急、慢性肾炎。

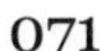

玉米须

【来源】本品为禾本科植物玉蜀黍的花柱。

【别名】玉麦须、玉蜀黍蕊、棒子毛。

【处方用名】玉米须。

【用法用量】水煎服，30~60 克。

【产地】主产于四川、河北、山东及东北等地。

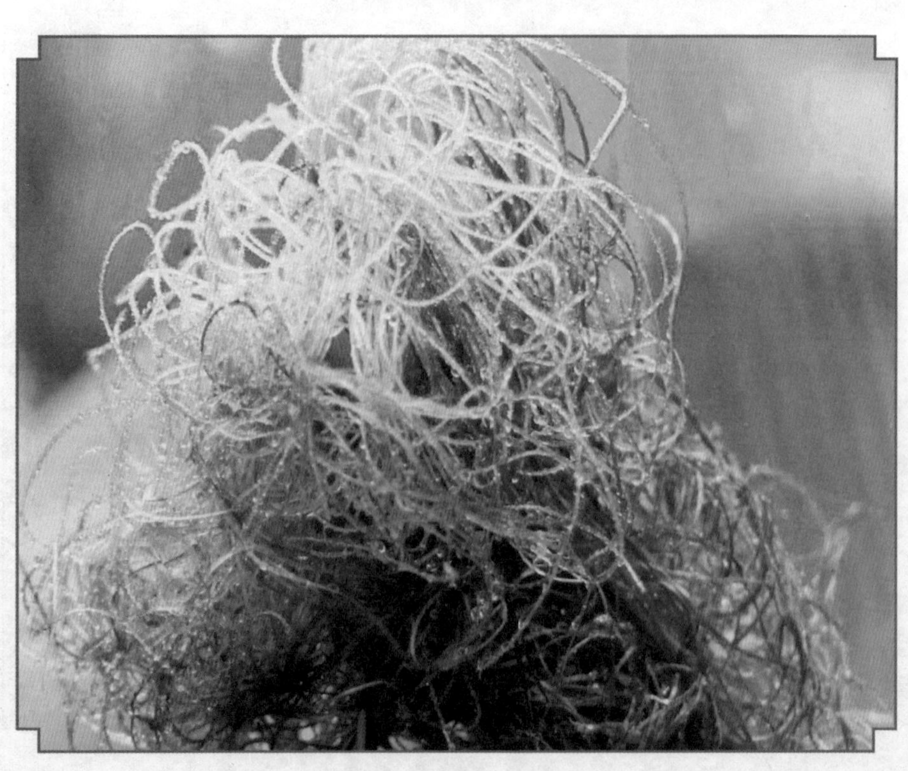

常用单方

【方一】干燥玉米须50克

【用法】取上药，加温水600毫升，用文火煎煮20~30分钟，得300~400毫升滤液。每日1次或分次服完。

【功能主治】利水消肿，主治慢性肾炎。

【方二】玉米须30~60克

【用法】取上药，水煎。口服，每日1剂。

【功能主治】利尿解毒、凉血止血，主治急性溶血性贫血并发血红蛋白尿。

【方三】玉米须60克

【用法】取上药，洗净水煎服，每日早、晚2次，同时服氯化钾1克，每日3次。

【功能主治】利水消肿，主治水肿。

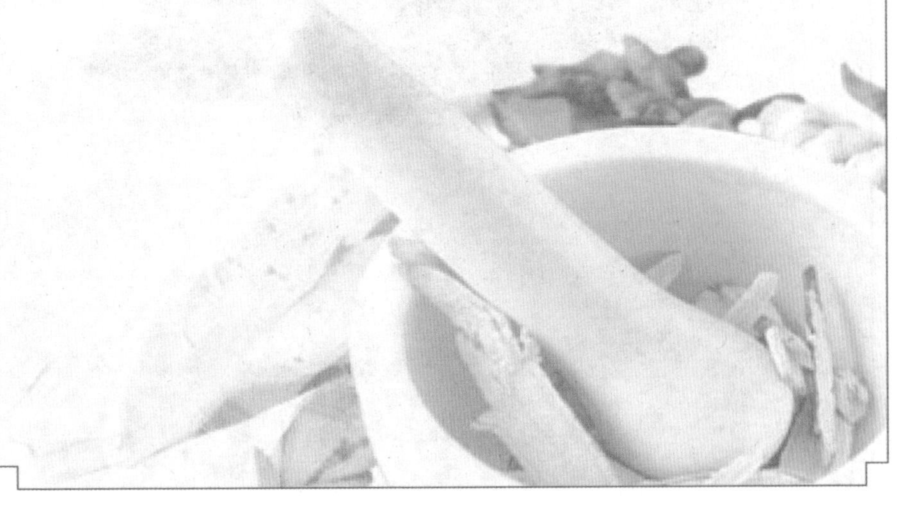

赤小豆

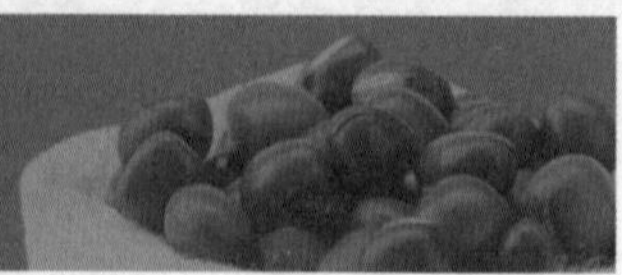

【来源】本品为双子叶植物药豆科植物赤小豆或赤豆的种子。

【别名】赤豆、红豆、红小豆、小红绿豆、朱赤豆、金红小豆、朱小豆。

【处方用名】赤小豆、赤豆、红小豆。

【用法用量】水煎服，10~50克。外用：适量。

【产地】分布于广东、广西、江西及上海郊区等地。

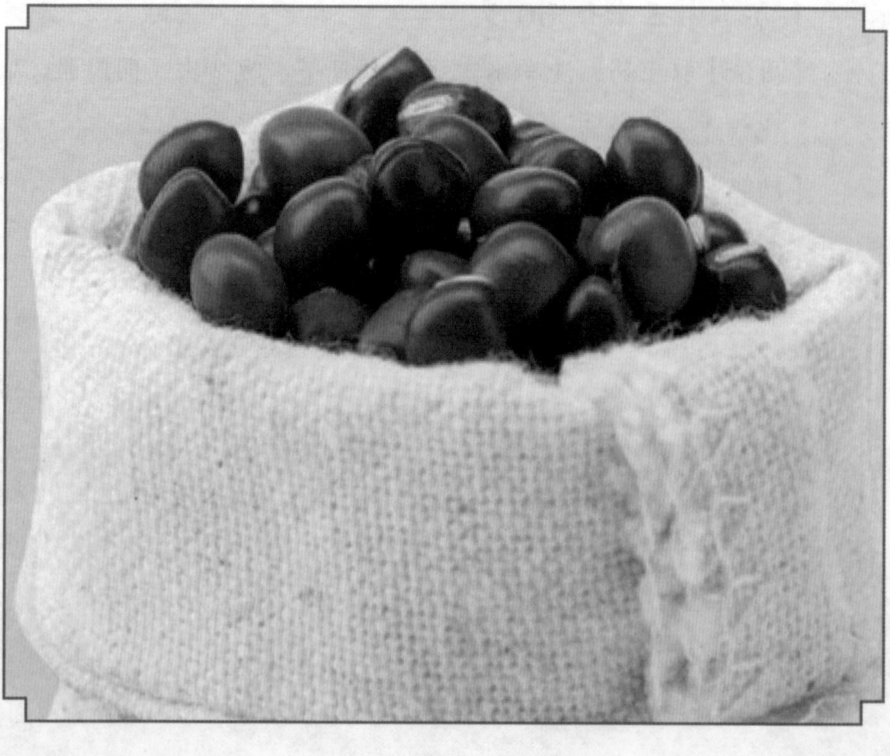

常用单方

【方一】赤小豆500克

【用法】取上药，与活鲤鱼1条（重500克以上）一起，煮至豆烂。将豆、鱼、汤分数次服完，每日或隔日1剂，连续服用，以愈为止。

【功能主治】利水消肿，主治肝硬化腹水。

【方二】赤小豆1500克

【用法】取上药，每次用250克煮汤饮浓汁，每日早晚服用，连服3~5日。

【功能主治】通乳，主治产后缺乳症。

【方三】赤小豆500克

【用法】取上药，研成细粉，备用。每次根据患处面积大小取适量，以鸡蛋清调敷患处，每日或隔日1次。

【功能主治】利湿解毒，主治丹毒。

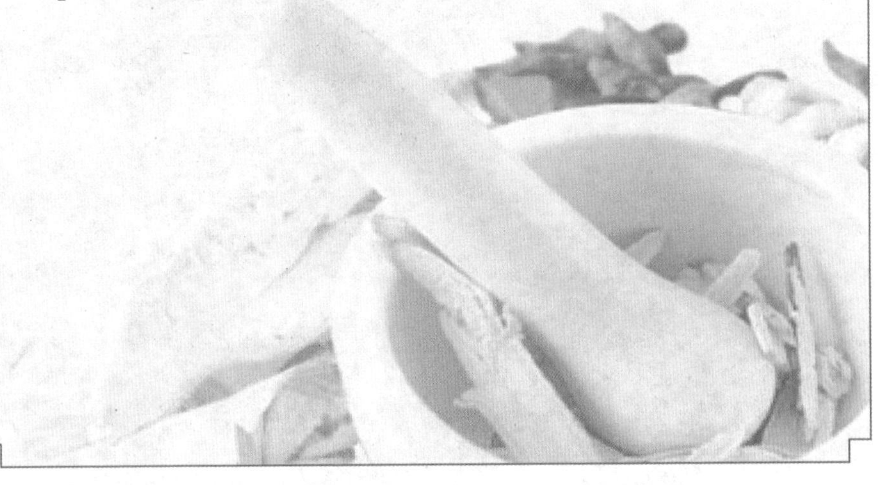

第五章

温里药与土单方

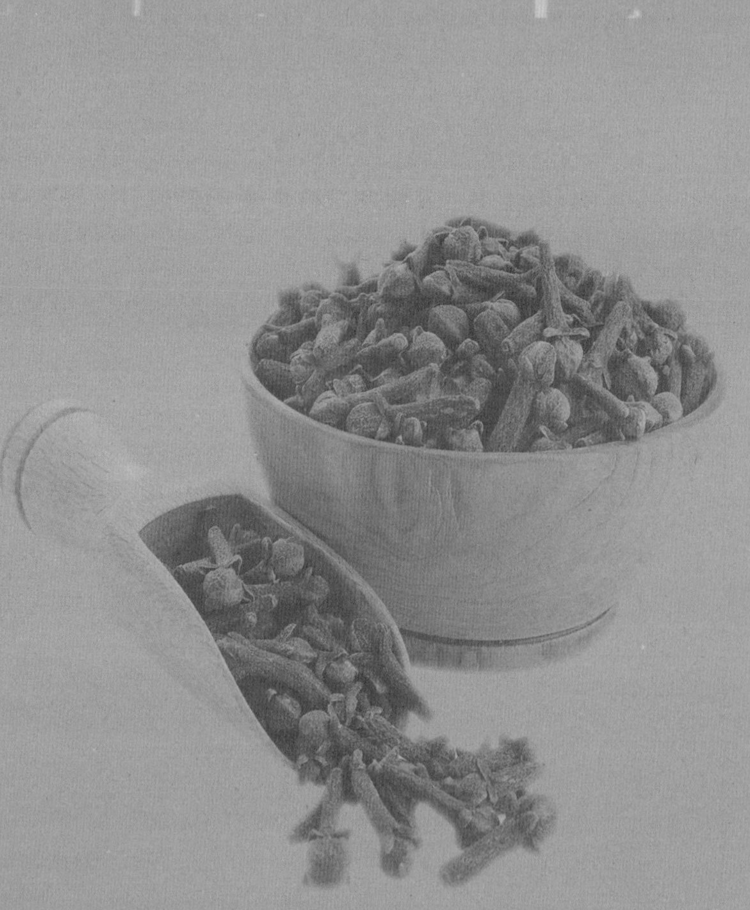

能温里祛寒，用以治疗里寒症候的药物，称为温里药，又称祛寒药。温里药性偏温热，具有温中祛寒及益火扶阳等作用，适用于里寒之症。即《内经》所说的"寒者温之"之义。所谓里寒，包括两个方面：一为寒邪内侵，阳气受困，而见呕逆泻痢、胸腹冷痛、食欲不佳等脏寒症，必须温中祛寒，以消荫翳；一为心肾虚，阴寒内生，而见汗出恶寒、口鼻气冷、厥逆脉微等亡阳证，必须益火扶阳，以除厥逆。

吴茱萸

【来源】本品为双子叶植物药芸香科植物吴茱萸的未成熟果实。

【别名】吴萸、左力。

【处方用名】吴茱萸、吴萸、吴芋、吴于、吴萸子、吴于子、淡吴萸、炙吴萸、炒吴萸、黄连炒吴萸、姜汁炒吴萸、盐炒吴萸等。

处方中写吴茱萸、吴萸、吴芋、吴于、吴萸子、吴于子等均指生吴茱萸。为原药材去杂质生用入药者。

【用法用量】水煎服，1.5~6 克。外用：适量。

【产地】主产于贵州、广西、湖南、云南、陕西、浙江、四川等地。

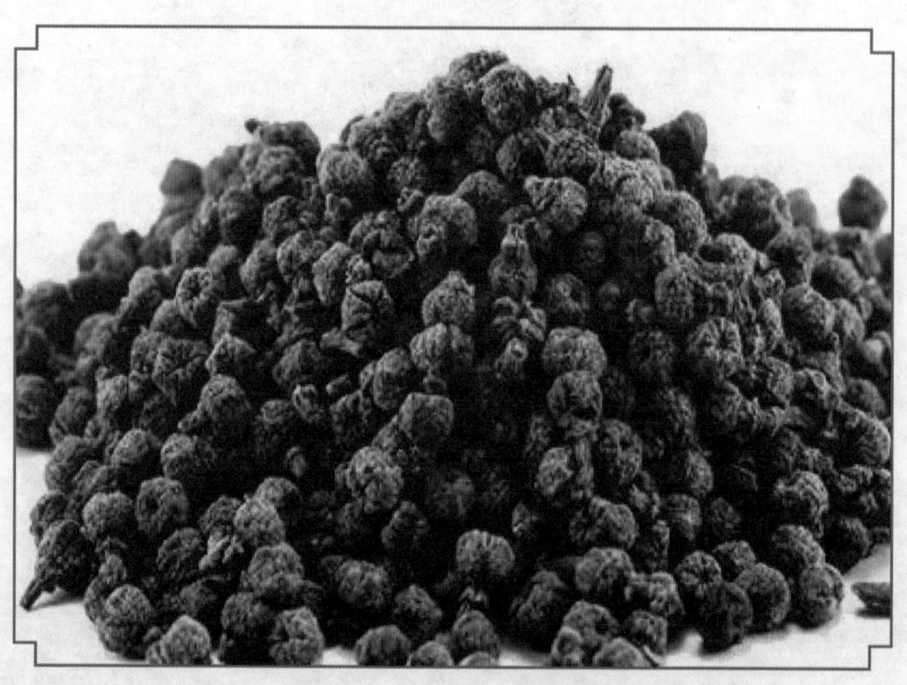

常用单方

【方一】吴茱萸 20 克

【用法】取上药，研细，加米醋适量调成糊状，敷脐部，胶布固定，24 小时取下。

【功能主治】温中止泻，主治婴幼儿泄泻。

【方二】吴茱萸 60~90 克

【用法】取上药，入锅炒烫；取生姜 30 克捣烂取汁，涂患者腹部。用纱布包裹炒热的吴茱萸，从右下腹至上腹，再至左上腹，反复热敷，每次约 30 分钟，每日 2~3 次。

【功能主治】行气止痛，主治肠粘连。

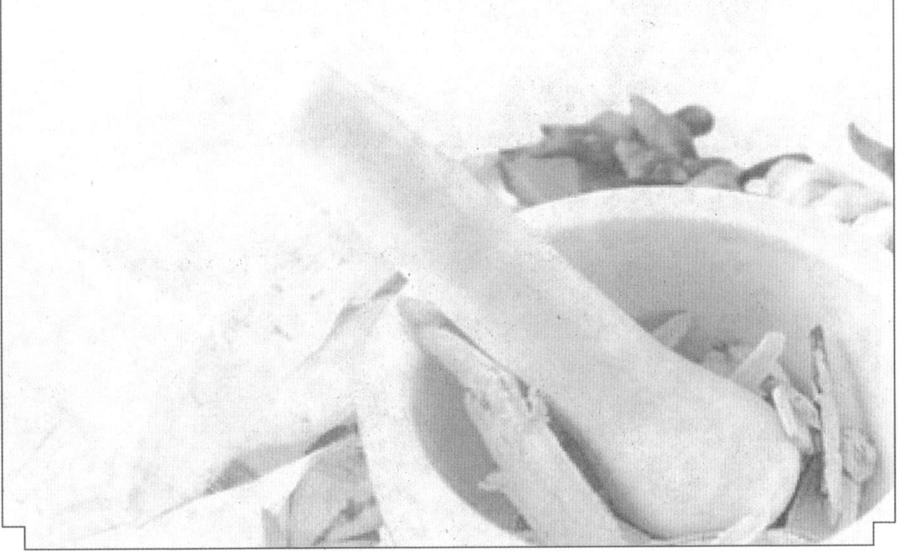

肉桂

【来源】本品为双子叶植物药樟科植物肉桂的干皮及枝皮。

【别名】牡桂、紫桂、大桂、辣桂、桂皮、玉桂。

【处方用名】肉桂、桂心、桂皮、紫油桂、肉桂末、肉桂粉、板桂、官桂、上肉桂、上官桂、炒官桂、牡桂、肉桂心、安桂、大安桂。

【用法用量】水煎服，2~5克，研粉吞服或冲服，每次1~2克。本品含有挥发油，不宜久煎，须后下，或另泡汁服。

【产地】分布于福建、广东、广西、云南等地。药材主产于广西、广东、云南等地。

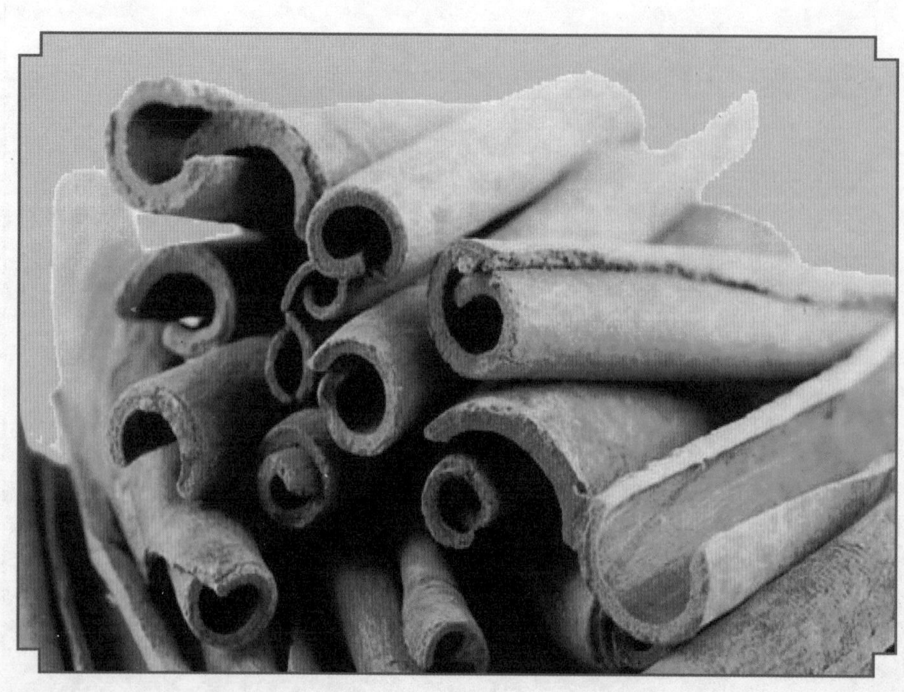

常用单方

【方一】肉桂适量

【用法】取上药，研为细末，装入瓶内密封备用。每次3克，用开水冲服，每日3次。症状减轻后改为每次2克，每日3次，连服3周为1个疗程。如同时配合肾气丸内服，则效果更佳。

【功能主治】温肾纳气、止咳化痰，主治老年性慢性支气管炎属肾阳虚型，症见咳嗽痰多、色白，气急作喘，动则更甚，畏寒怕冷，口不渴，或伴腰膝冷痛、舌淡苔白、脉沉迟细弱等。

【方二】肉桂100克

【用法】取上药，研为细末，装入瓶内密封备用。用时每次取药末10克，醋调至糊饼状，每晚临睡前贴敷于双侧涌泉穴，胶布固定，第2日早晨取下。

【功能主治】温肾、暖脾、摄津，主治小儿流涎属脾阳虚。

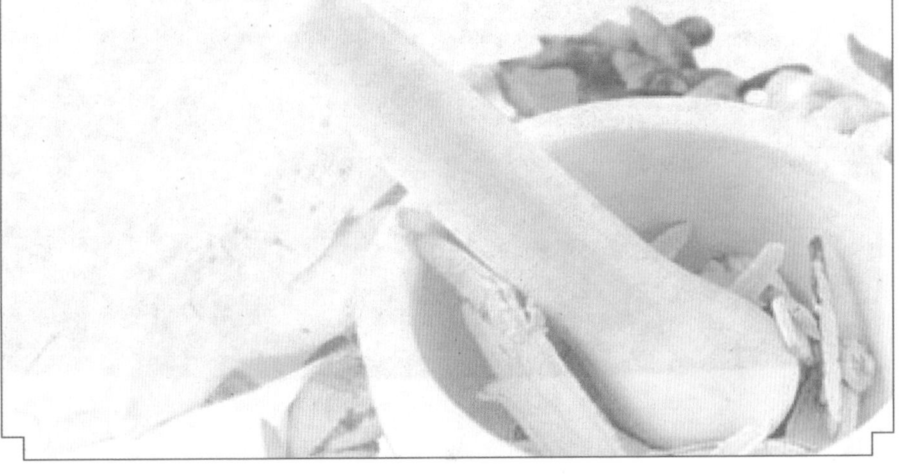

胡　椒

【来源】本品为双子叶植物药胡椒科植物胡椒的果实。

【别名】昧履支、浮椒、玉椒。

【处方用名】胡椒、白胡椒、胡椒粉、黑胡椒。

【用法用量】水煎服，2~4 克；研末服，每次 0.5~1 克。外用：适量。

【产地】分布于热带、亚热带地区，我国华南及西南地区有引种。国内产于广东、广西及云南等地。国外产于马来西亚、印度尼西亚、印度南部、泰国、越南等地。

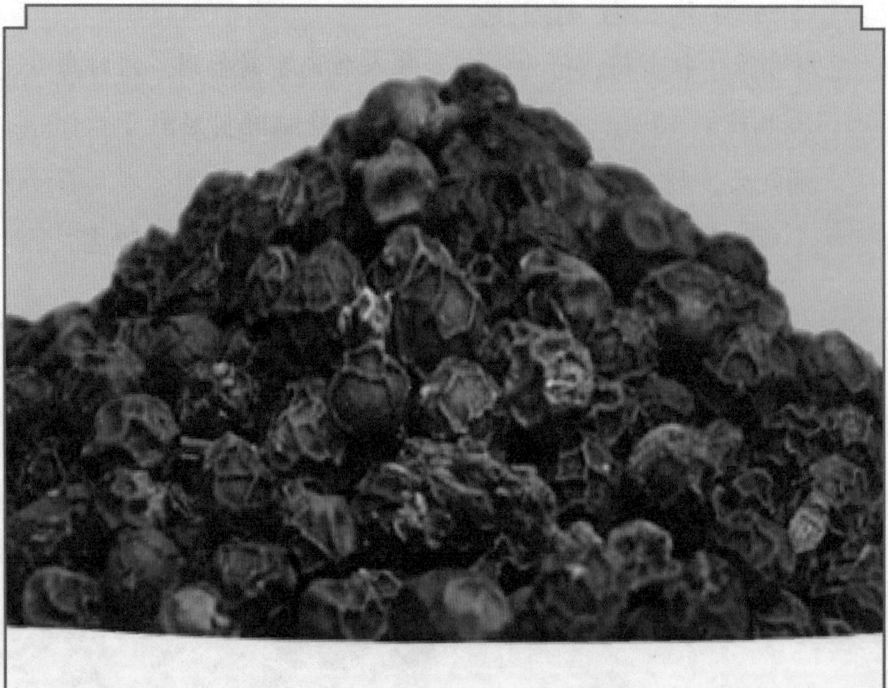

常用单方

【方一】白胡椒1克

【用法】取上药，研为细末，加葡萄糖9克，制成散剂备用。1岁以下每次0.3~0.5克，3岁以上每次0.5~15克，一般不超过2克，每日3次，连服1~3日为1个疗程。

【功能主治】温中止泻，主治小儿消化不良性腹泻。

【方二】白胡椒1~2粒

【用法】取上药，研为细末，填患儿脐中，胶布固定，每24小时更换1次，连用2~3次。

【功能主治】温中止泻，主治轻型婴幼儿单纯性腹泻。

【方三】白胡椒6克

【用法】取上药，水煎，分2次服。

【功能主治】杀虫驱蛔，主治蛔虫病。

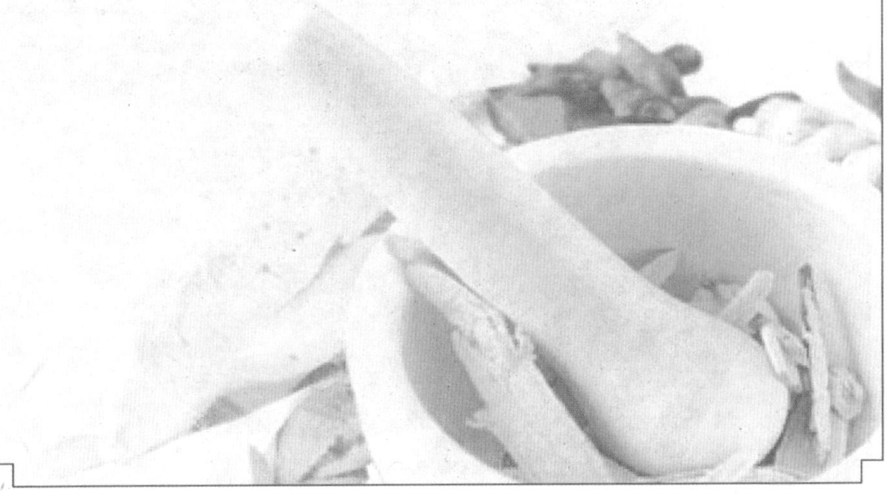

丁 香

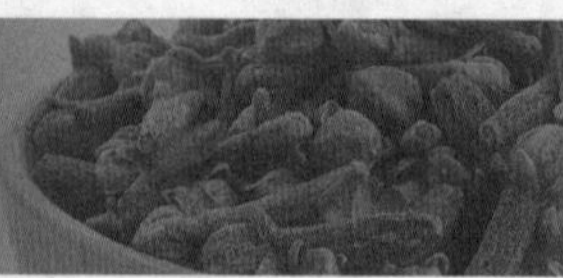

【来源】本品为双子叶植物药桃金娘科植物丁香的花蕾。

【别名】丁子香、支解香、雄丁香、公丁香。

【处方用名】丁香、公丁、公丁香。

【用法用量】水煎服，1.5~6 克。

【产地】分布于马来群岛及非洲，我国广东、广西等地有栽培。

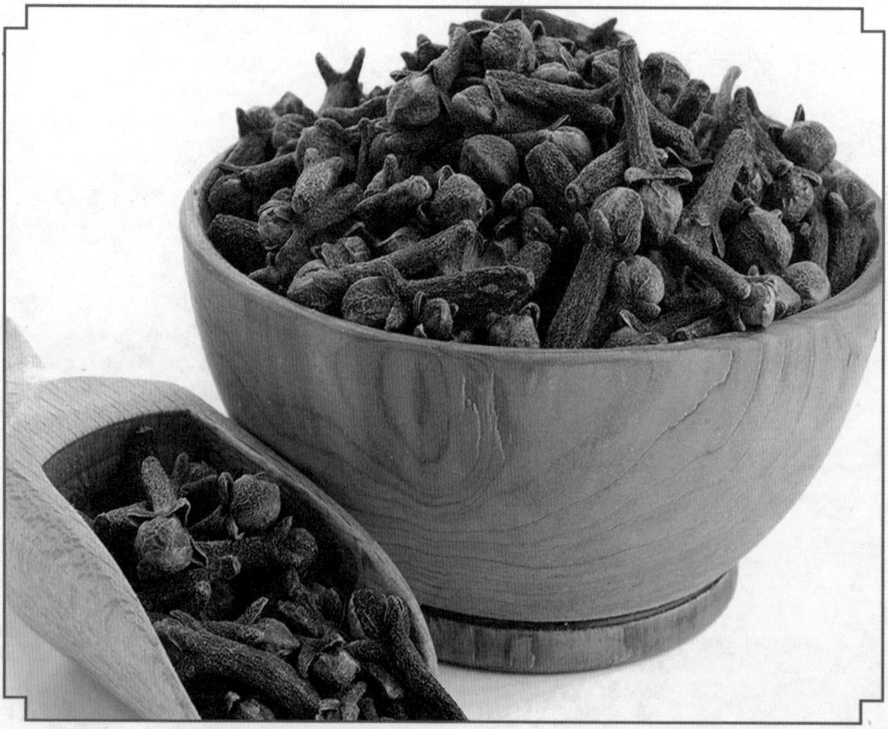

常用单方

【方一】公丁香1克（10~15粒）

【用法】取上药，细嚼，嚼时有大量唾液分泌，切勿将其吐出，要徐徐咽下，待药味尽，将口内剩余药渣吞下。30分钟如不止，可连用3次。

【功能主治】温中散寒、降逆止呃，主治呃逆。

【方二】丁香适量

【用法】取上药，研为极细末，过100目筛，装瓶密封备用。用时取药末适量，填满脐窝，用敷料覆盖，外加胶布固定，2日换药1次，一般4~6次即可见效。注意卧床休息。

【功能主治】温经通络、行气止痛，主治小儿疝气疼痛。

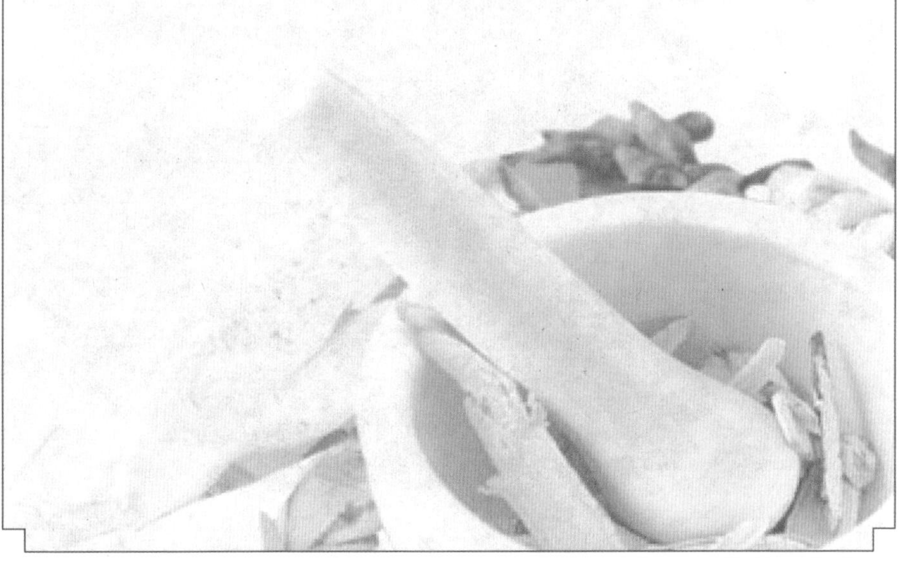

花 椒

【来源】本品为双子叶植物药芸香科植物花椒或青椒的果皮。

【别名】大椒、秦椒、蜀椒、南椒、巴椒、汗椒、陆拨、汉椒、川椒、点椒。

【处方用名】花椒、川椒、蜀椒、炒川椒、点红椒。

【用法用量】水煎服，2~6克。外用：适量，研末调敷或煎水浸洗。

【产地】我国大部分地区有分布，主产于辽宁、江苏、河北等地。

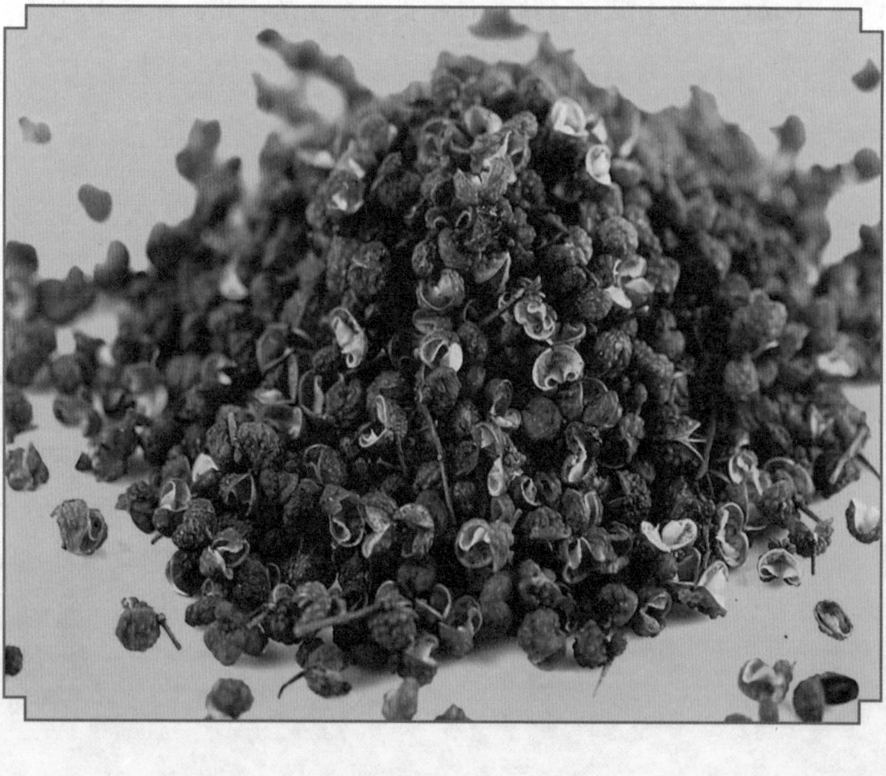

常用单方

【方一】川椒40克

【用法】取上药，研为粗末，加水2000毫升，充分浸泡后，煮沸取滤液。待药液稍凉后，用毛巾蘸药液浸洗患处，每日早晚各1次，每次30分钟。用药过程中忌用肥皂、热水洗涤沐浴，忌食油腻、辛辣刺激及鱼腥等食物。

【功能主治】消肿止痒，主治漆疮（漆性皮炎）。

【方二】花椒10克

【用法】先取香油30克放锅内熬热，再投入花椒，炸至变黑、出味后即去花椒，待油温一次服下。

【功能主治】驱蛔止痛，主治儿童蛔虫性肠梗阻，症见腹部绞痛、大便不通、恶心呕吐等，或胆道蛔虫症。

【方三】花椒30克

【用法】取上药，加水1000毫升，煮沸40~50分钟，过滤。取滤液25~30毫升做保留灌肠，每日1次，连用3~4次。

【功能主治】杀虫止痒，主治蛲虫病，症见肛门瘙痒，大便检查可找到虫卵。

第六章

祛风湿药与土单方

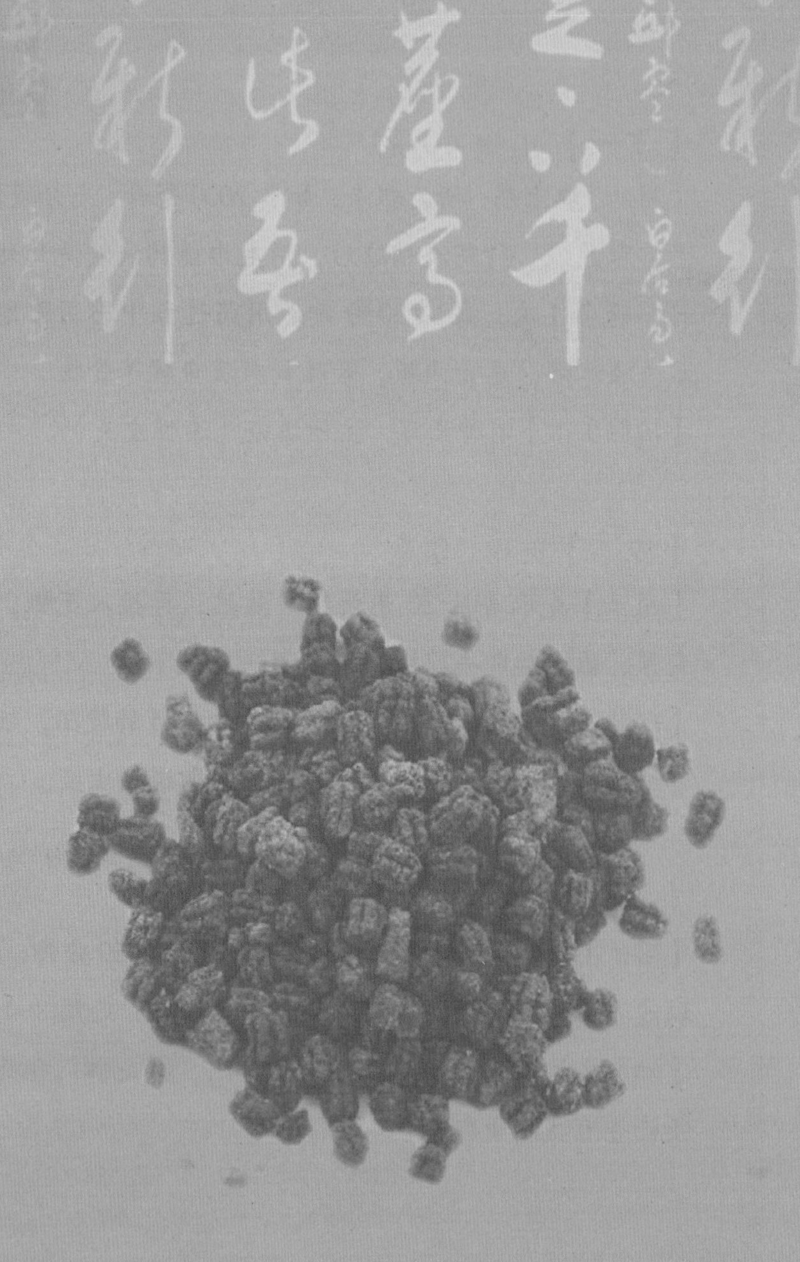

能祛除风湿、解除痹痛的药物，称为祛风湿药。

风寒湿邪侵犯人体，留着于经络、筋骨之间，可以出现肢体筋骨酸楚疼痛、关节伸展不利，日久不治往往损及肝肾而腰膝酸痛、下肢痿弱。凡患风湿痹痛者，必须选用祛风湿药进行治疗。祛风湿药主要适用于风湿痹痛、肢节不利、酸楚麻木以及腰膝痿弱等症，有的偏于祛除风湿，有的偏于通利经络，有的具有补肝肾、强筋骨作用，可根据病情适当选用。

祛风湿药味多辛、苦，性寒、温不一，主要归于肝、肾二经。本类药物辛温香燥，易耗伤阴血，故阴亏血虚者应慎用。

威灵仙

【来源】本品为毛茛科植物威灵仙的干燥根及根茎。

【别名】山蓼、棉花团、山辣椒秧、黑薇、葳灵仙、葳苓仙、铁脚威灵仙、灵仙等。

【处方用名】威灵仙、酒威灵仙。

【用法用量】内服：煎汤，浸酒或入丸、散，5~10克；治骨鲠可用30克。外用：捣敷。

【产地】主产于东北和山东。

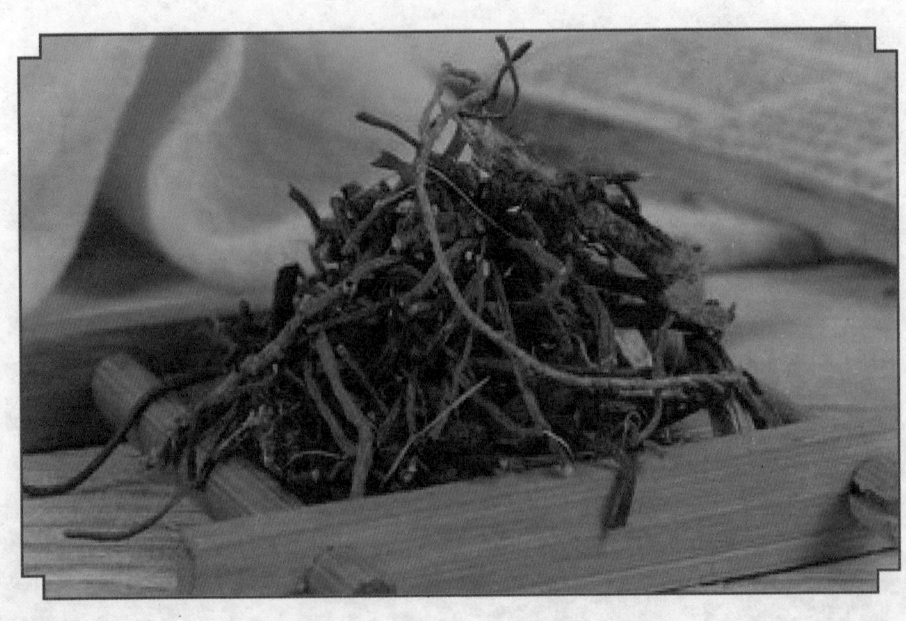

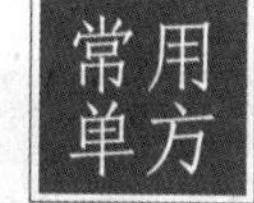

【方一】威灵仙适量

【用法】取上药，研为细末，以米醋拌成糊状。30 分钟后贴敷患乳，随干随换。

【功能主治】软坚消痈，主治急性乳腺炎。

【方二】威灵仙 30~60 克

【用法】取上药，加水 500~1000 毫升，煎熬浓缩至 250~500 毫升。外用熏洗前阴，药温要适度，每次熏洗半小时左右，每日 2~3 次，每次需将药液加温后应用。

【功能主治】温肾化气，主治小儿尿频。

【方三】威灵仙 15~25 克

【用法】取上药，加清水 1000 毫升，用文火将水煎去大半，倒出药汁，待药液降温至 37℃左右泡洗患处，每日 2~4 次，每剂药可连用 2 日。

【功能主治】祛风除湿、通络止痛，主治小儿鞘膜积液。

蚕 沙

【来源】本品为蚕蛾科昆虫家蚕蛾幼虫的干燥粪便。

【别名】原蚕沙、原蚕屎、晚蚕沙、晚蚕矢、二蚕沙。

【处方用名】蚕沙、晚蚕沙、原蚕沙、蚕矢。

【用法用量】内服：煎汤，包煎，10~15 克；或入丸、散。外用：适量炒熨，煎水洗或研末调敷。

【产地】主产于浙江、四川、河南、江苏、湖南、云南、广东、安徽、甘肃、湖北、山东、辽宁等地。

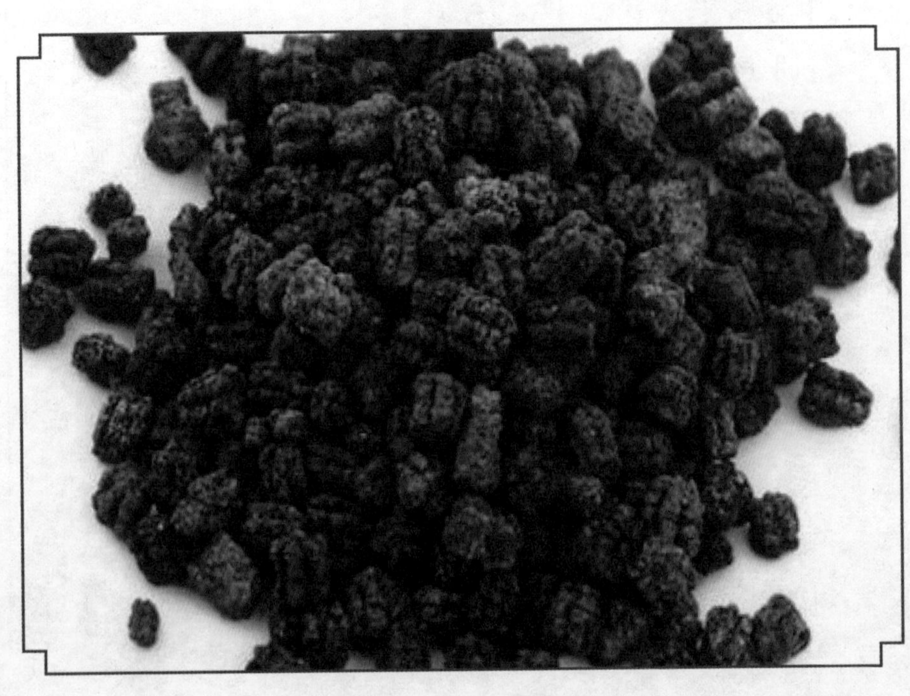

常用单方

【方一】晚蚕沙50克

【用法】煎汤，每日三次分服，临服时和入热黄酒半杯同服。

【功能主治】祛风湿、止痹痛，主治风湿痛或麻木不仁。

【方二】蚕沙适量

【用法】以麻油浸蚕沙二三日，涂患处。

【功能主治】祛风除湿，主治烂弦风眼。

【方三】蚕沙适量

【用法】蚕沙放入砂锅内炒炭存性，研为极细粉备用。每晚睡前服6克，温开水送服，每晚1次，连服5日。

【功能主治】调经止血，主治功能性子宫出血。

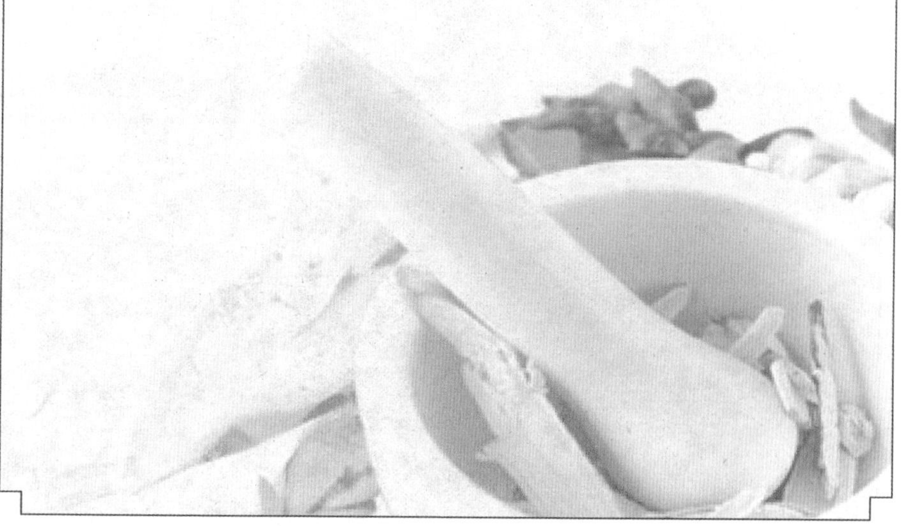

木瓜

【来源】本品为蔷薇科植物贴梗海棠的干燥近成熟果实。

【别名】木瓜实、铁脚梨、皱皮木瓜、宣木瓜、红木瓜。

【处方用名】木瓜、陈木瓜、光皮木瓜、宣木瓜、皱皮木瓜、炒木瓜、川木瓜、木瓜实、铁脚梨。

【用法用量】内服：煎汤，6~12 克；或入丸、散。外用：煎水熏洗。

【产地】主产于四川、湖北、安徽、浙江。

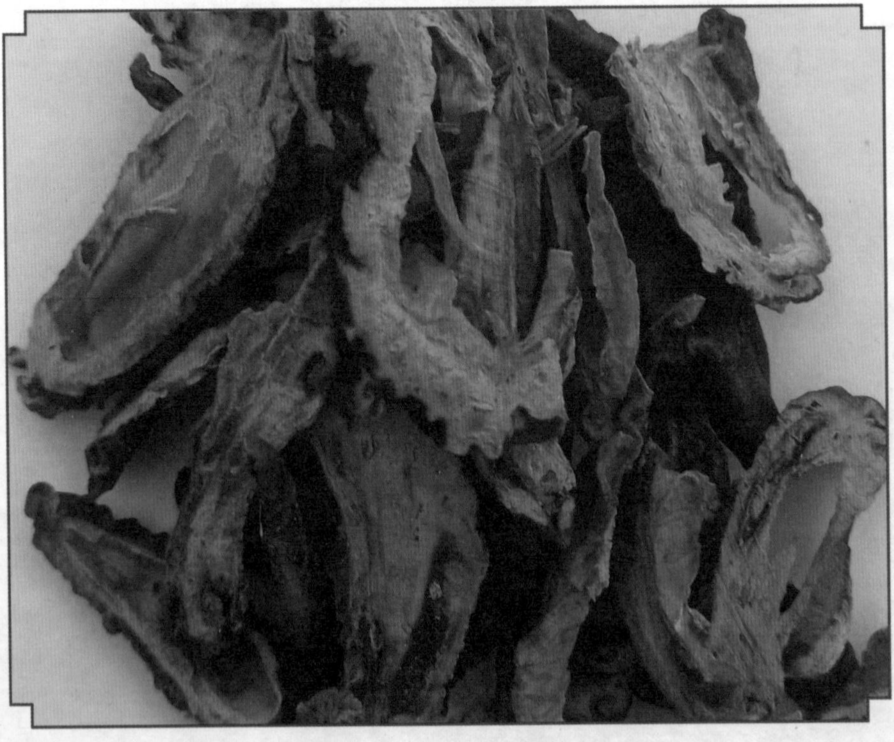

常用单方

【方一】木瓜适量

【用法】煮木瓜令烂，研作浆粥样，用裹痛处，冷即易，一宿三、五度，热裹便差。煮木瓜时，入一半酒同煮之。

【功能主治】舒筋、缓急、止痛，主治脚膝筋急痛。

【方二】木瓜6钱

【用法】水煎，分2次服，每日1剂。

【功能主治】主治荨麻疹。

【方三】木瓜100克

【用法】取上药，加水4000毫升，煎去大半，待药温降至约37℃时泡洗患处，每日洗2~3次，每剂药可连续用2日。

【功能主治】疏化湿热，主治脚气感染。

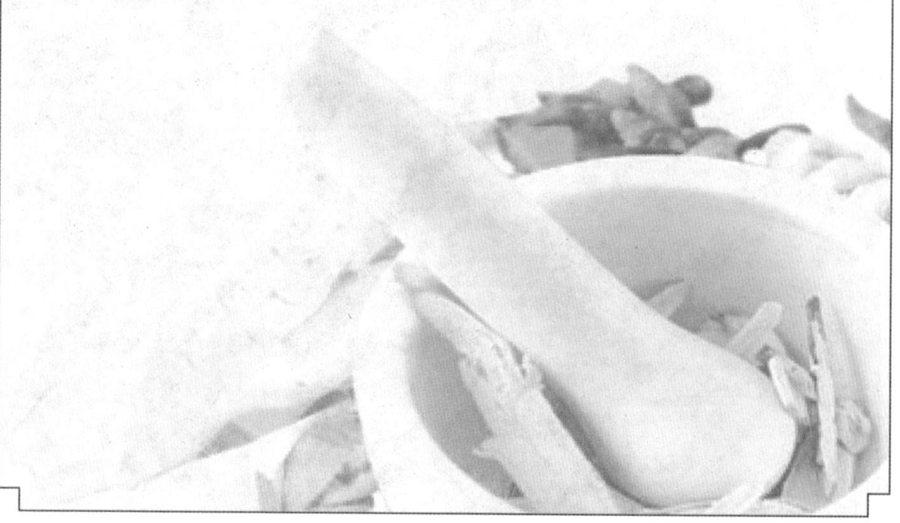

防 己

【来源】本品为防己科植物粉防己、木防己及马兜铃科植物广防己、异叶马兜铃的根。

【别名】解离、载君行、石解。

【处方用名】木防己、汉防己。

【用法用量】内服：煎汤，7.5~15 克；或入丸、散。

【产地】主产于浙江、安徽、江西、湖北等地。

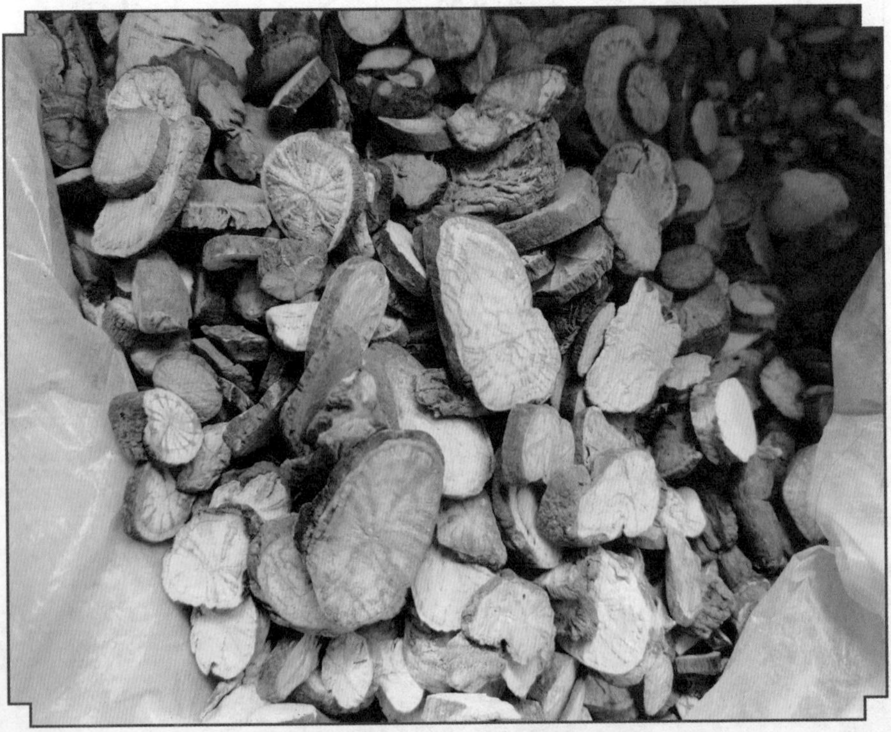

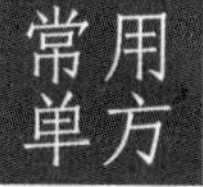

【方一】汉防己 50 克

【用法】加生姜五钱同炒，随入水煎服，半饥时饮之。

【功能主治】利水消肿，主治水鼓胀。

【方二】木防己适量

【用法】与 60 度白酒以 1 ∶ 10 比例混合浸泡 60 日，制成木防己酒。每次 10~20 毫升，每日 2~3 次，口服，10 日为 1 个疗程。

【功能主治】祛风湿、止痹痛，主治关节炎或类风湿性关节炎。

【方三】生木防己全草 150 克

【用法】取上药，洗净，与大米 250 克放入冷开水 1000 毫升中，用双手混合搓转 1000 次，滤液。分 2 次服，重者每日服 4 次，轻者服 2 次，连服 3 日。

【功能主治】解毒，主治毒蕈中毒。

徐长卿

【来源】本品为萝摩科植物徐长卿的干燥根及根茎。

【别名】寥刁竹、竹叶细辛，亦名鬼督邮、别仙踪。

【处方用名】徐长卿。

【用法用量】内服：煎汤，3~10 克；入丸剂或浸酒；散剂 1.5~3 克。本品芳香入汤剂不宜久煎。外用：捣敷或煎水洗。

【产地】主产于江苏、浙江、安徽、山东。

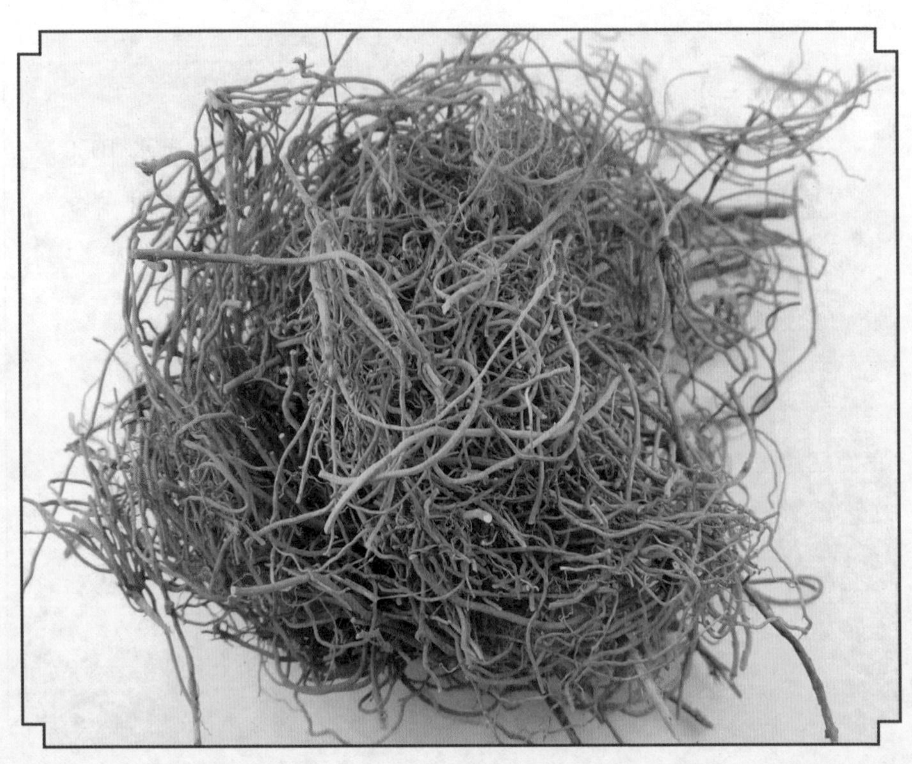

常用单方

【方一】徐长卿 10~20 克

【用法】水煎服。

【功能主治】散寒、除湿、止痛，主治腰痛、胃寒气痛、肝硬化腹水。

【方二】徐长卿 15 克

【用法】酌加水煎成半碗，温服。

【功能主治】消胀，主治腹胀。

【方三】徐长卿根 40~50 克

【用法】猪瘦肉 200 克，老酒 100 克。酌加水煎成半碗，饭前服，每日 2 次。

【功能主治】祛风湿、止痹痛，主治风湿痛。

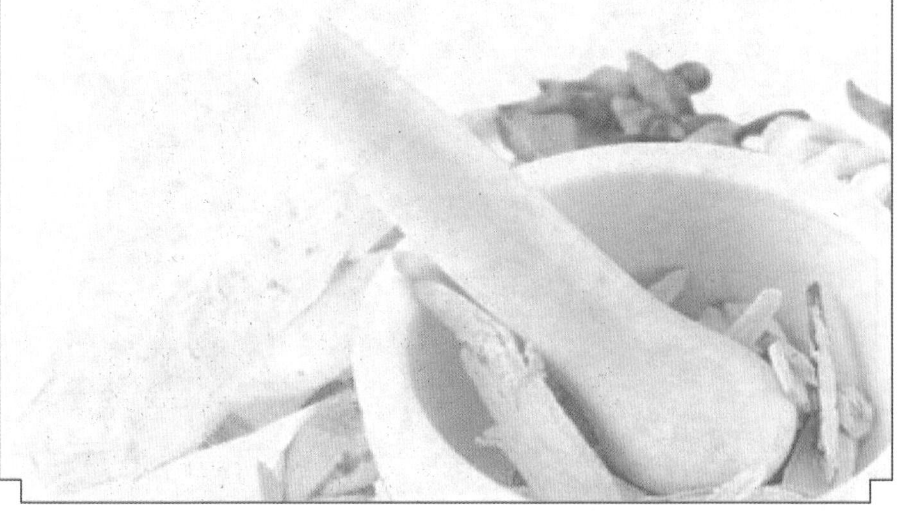

雷公藤

【来源】本品为卫矛科植物雷公藤的根、叶及花。

【别名】黄藤根、黄药、水莽草、断肠草、菜虫药、南蛇根、三棱花、旱禾花、黄藤木、红药、红紫根、黄藤草。

【处方用名】雷公藤。

【用法用量】10~15克。

【产地】分布于浙江、江西、安徽、湖南、广东、福建、台湾等地。

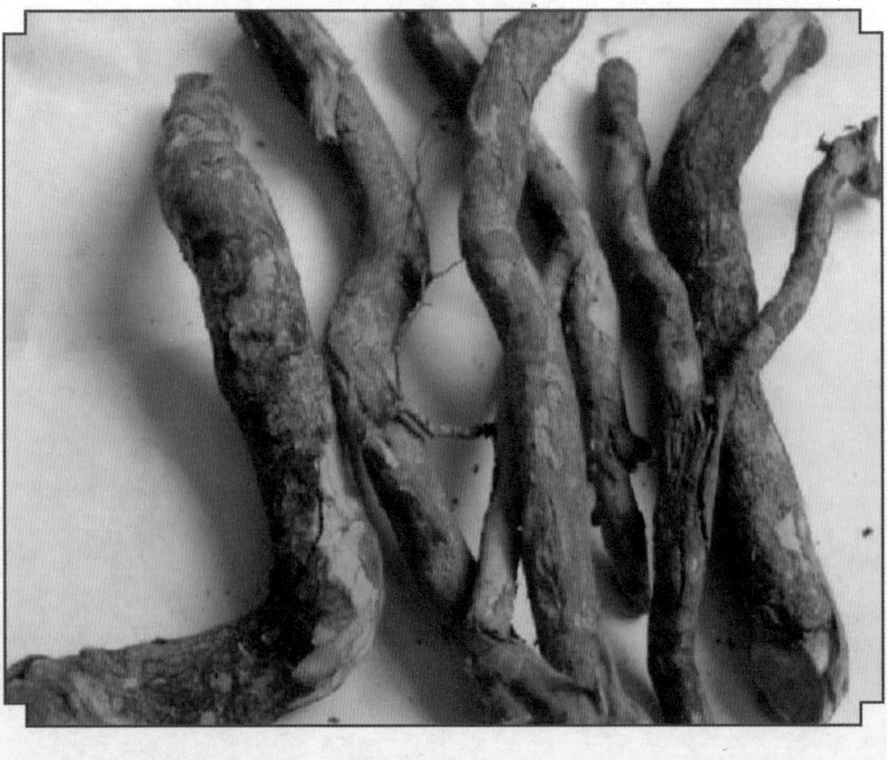

常用单方

【方一】雷公藤 10 克

【用法】雷公藤生药 10 克，水煎分 2 次服，每日 1 剂，短疗程 3 个月，中疗程 6 个月，长疗程 12 个月。

【功能主治】祛风湿、止痹痛，主治类风湿性关节炎。

【方二】雷公藤适量

【用法】取带皮雷公藤根 2/3，去皮雷公藤根 1/3，一同加入 50 度左右的白酒中，浸泡 15 日，制成 15% 的雷公藤酊（如雷公藤 15 克加酒 100 毫升）。每次 10~15 毫升，每日 3 次，饭后口服。如不能饮酒者，每日用去皮雷公藤根生药 20 克水煎 2 小时后取汁，分 3 次饭后服。一般连服 3~5 个月，待病情控制后可减量维持。

【功能主治】祛风湿、止痹痛、利关节，主治类风湿性关节炎。

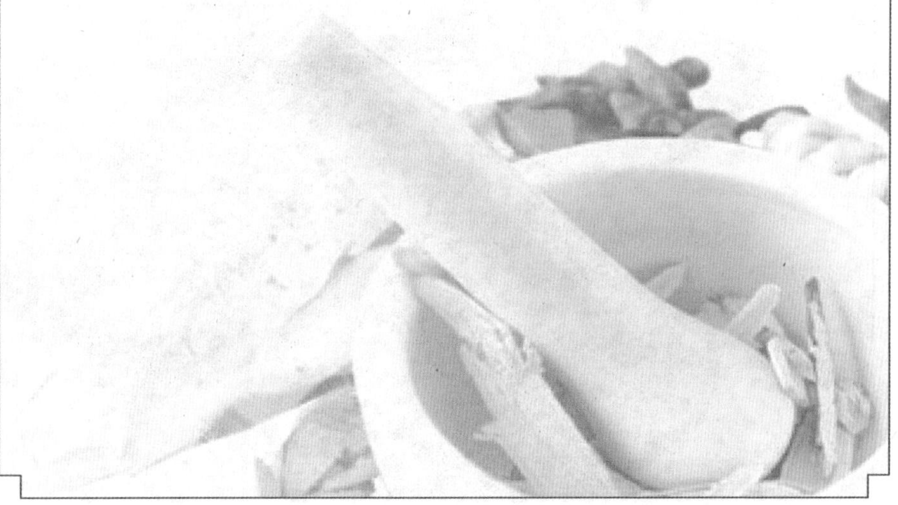

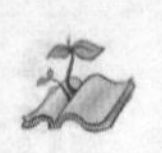

青风藤

【来源】本品为防己科植物青藤、华防己或清风藤科植物清风藤等的藤茎。

【别名】青藤、寻风藤、清风藤、滇防己、大青木香、青防己、大叶青藤、土木通、土藤、大青木香、岩见愁、排风藤、华防、湘防己、过山龙、穿山藤、秤钩风、青风藤、青藤片、寻风藤。

【处方用名】青风藤。

【用法用量】内服，煎汤，15~25 克；浸酒或熬膏。外用：煎水洗。

【产地】主产于江苏、浙江、湖北。

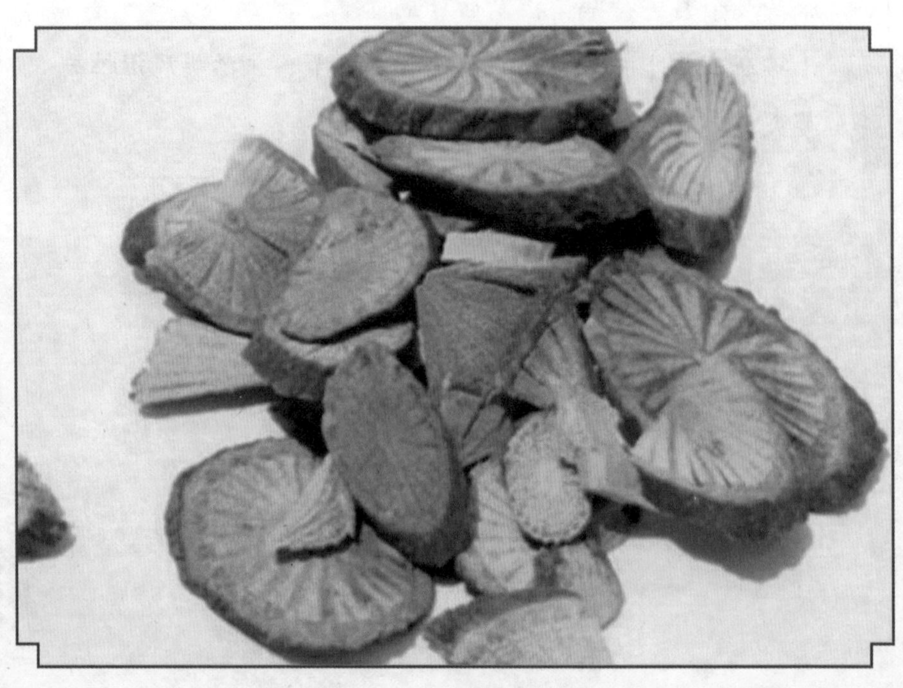

常用单方

【方一】大青木香根或茎叶适量

【用法】煎水常洗痛处。

【功能主治】祛风止痛，主治骨节风气痛。

【方二】青风藤适量

【用法】青藤二三月采之，不拘多少，入釜内，微火熬七日夜，成膏，收入瓷瓶内。用时先备梳三五把，量人虚实，以酒服一茶匙毕，将患人身上拍一掌，其后遍身发痒不可当，急以梳梳之。待痒止，即饮冷水一口便解，避风数日。

【功能主治】祛风止痒，主治一切邪风。

【方三】青风藤适量

【用法】将青风藤的根茎去皮切碎，每剂 94 克，或加麻黄 6 克（后下），文火煎约 2 小时，共煎 2 次，混匀，早晚饭后服，或经浓缩后制片服。

【功能主治】祛风湿、止痹痛，主治类风湿性关节炎。

第七章

芳香化湿药与土单方

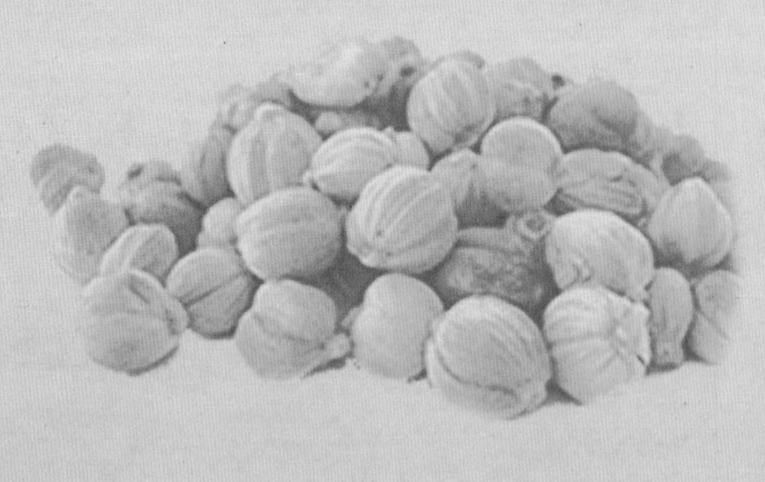

能化除湿浊、醒悦脾胃的药物，称为化湿药。化湿药大多气味芳香，故又称为“芳香化湿药”。使用化湿药后，可以使湿浊化除，从而解除湿困脾胃的症状，所以又称为“化湿醒脾药”或“化湿悦脾药”。

脾胃为后天之本，主运化，喜燥而恶湿，爱暖而悦芳香，易为湿邪所困，湿困脾胃（又称湿阻中焦）则脾胃功能失常，化湿药能宣化湿浊、醒悦脾胃而使脾运复健，故在临床应用上具有重要意义。

化湿药主要适用于湿困脾胃、身体倦怠、脘腹胀闷、胃纳不馨、口甘多涎、大便溏薄、舌苔白腻等症。此外，对湿温、暑温诸症亦有治疗作用。

化湿药性味大都辛、温，归入脾、胃经，而且气味芳香，性属温燥或偏于温燥。

苍术

【来源】本品为菊科植物茅苍术或北苍术的干燥根茎。

【别名】茅术、南苍术、穹窿术。亦名赤术、山精、仙术、马蓟、青术、仙术、枪头菜、山蓟根、大齐齐茅。

【处方用名】制苍术、炒苍术、生苍术、苍术、茅术。

【用法用量】内服：煎汤，3~9克；熬膏或入丸、散。

【产地】主产于江苏、湖北、河南、安徽。

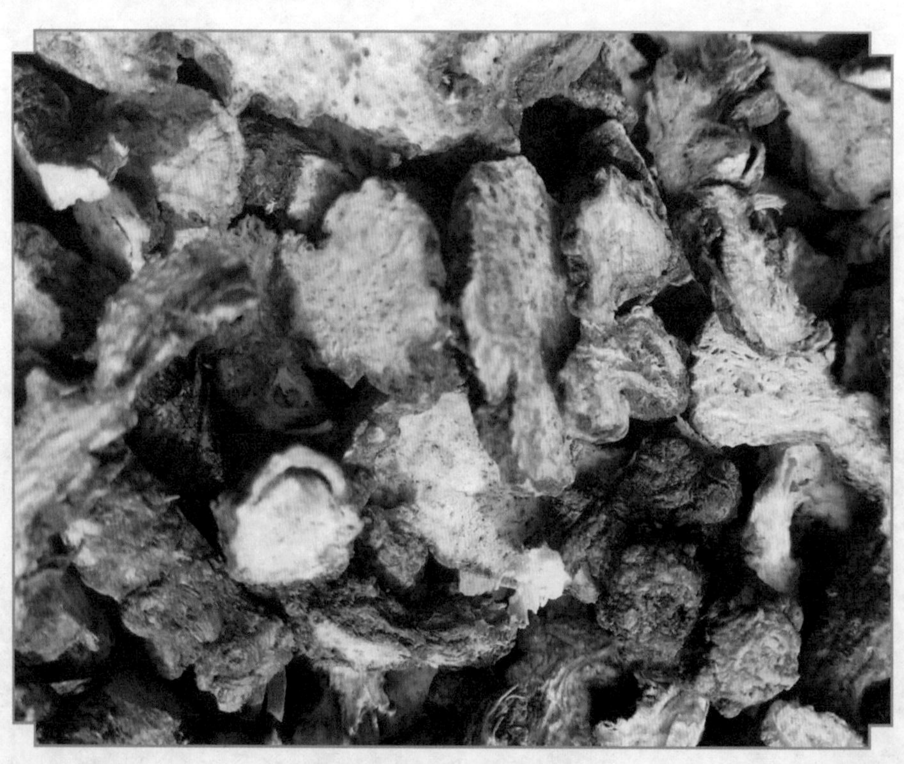

常用单方

【方一】苍术适量

【用法】水煎，取浓汁熬膏。

【功能主治】化湿止痛，主治湿气身痛。

【方二】大苍术一枚

【用法】切作两片，于中穴干孔，入盐实之，湿纸裹，烧存性，取出研细，以此揩之，去风涎即愈，以盐汤漱口。

【功能主治】祛风消肿，主治牙床风肿。

【方三】茅苍术 20 克

【用法】泡茶饮服，每日 1 剂。

【功能主治】芳香醒脾，升清除湿，主治胃下垂属湿阻中焦者，症见食后腹胀加剧，平卧减轻，恶心，嗳气，胃痛，体形瘦长，可伴有眩晕、乏力、心悸等。

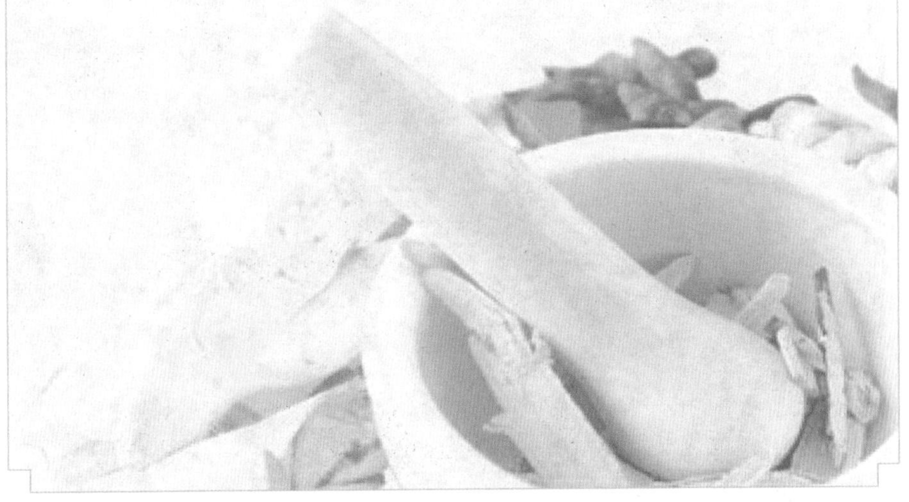

白豆蔻

【来源】本品为姜科植物白豆蔻的果实。

【别名】多骨、壳蔻、白蔻、波寇。

【处方用名】白豆蔻、白寇仁。

【用法用量】内服：煎汤（不宜久煎），宜后下，2.5~10克；或入丸、散。

【产地】主产于越南、泰国等地。

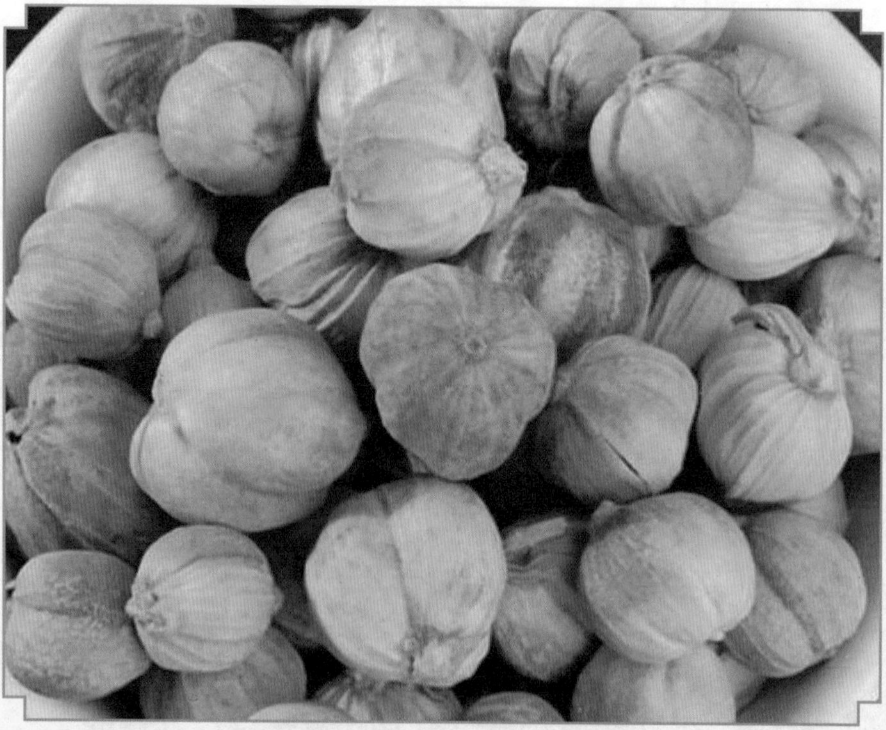

常用单方

【方一】白豆蔻仁 15 克

【用法】取上药为末，酒送下。

【功能主治】温胃止痛，主治胃口寒作吐及作痛。

【方二】白豆蔻子三枚

【用法】捣，筛，更研细，好酒一盏，微温调之，并饮三两盏。

【功能主治】温胃止痛，主治胃气冷，吃饭即欲吐。

【方三】白豆蔻 10 克

【用法】于术后 6 小时即取研细末，加水 150 毫升煮沸后即服，每日 2 次，服至患者饮食正常为止。

【功能主治】促肠功能恢复，主治妇女腹部术后患者出现的腹胀、腹痛。

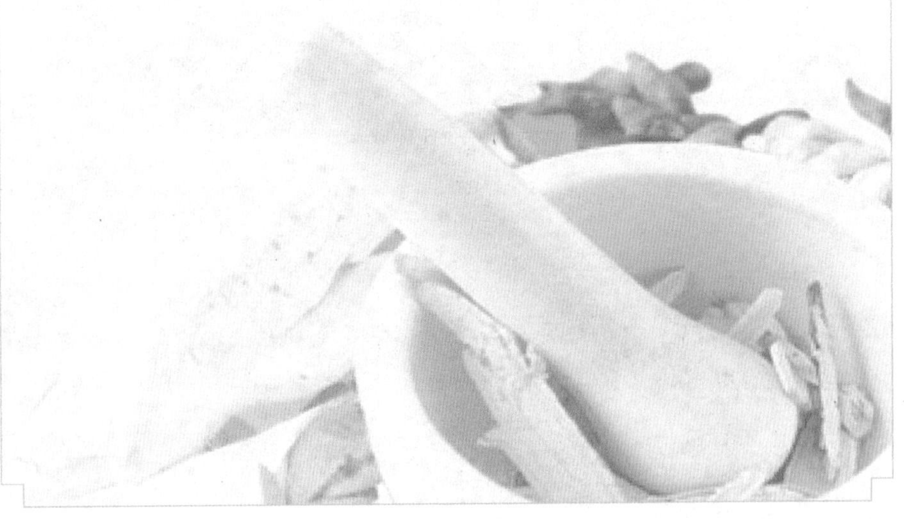

第八章

理气药与土单方

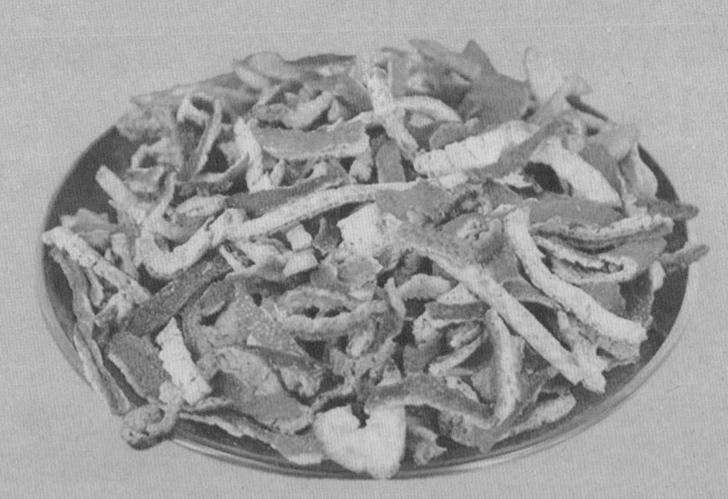

一般情况下，我们把能调理气分、舒畅气机的药物，称为理气药。因其善于行散气滞，故又称为行气药，作用较强者称为破气药。

所谓气滞，就是指气机不畅、气行阻滞的症候。多由于冷热失调、精神抑郁、饮食失常以及痰饮湿浊等因所致。气滞病症，主要为胀满疼痛。气滞日久不治，可进而生痰、动火、成瘀。理气药主疏通气机，既能缓解胀满疼痛，又能防止胀、满、瘀的发生，所以凡属气滞病症，应及时应用理气药治疗。

理气药适用于脾胃气滞、脘腹胀满疼痛，胸部气滞、胸痹疼痛，肝气瘀滞、胁肋胀痛、乳房胀痛或结块、疝痛、月经不调等；以及胃气上逆、呕吐嗳气、呃逆等症。分别具有理气宽中、行气止痛、宽胸止痛、疏肝解郁、降逆和胃等作用。

理气药大都味苦、辛，性多属温，能入脾、胃、肺、肝经。

佛　手

【来源】本品为芸香科植物佛手的干燥果实。

【别名】佛柑花、手瓜、洋丝瓜。

【处方用名】佛手、佛手片、陈佛手、川佛手。

【用法用量】水煎服，常用量：3~10 克。

【产地】主产于广东、福建、云南、四川等地。

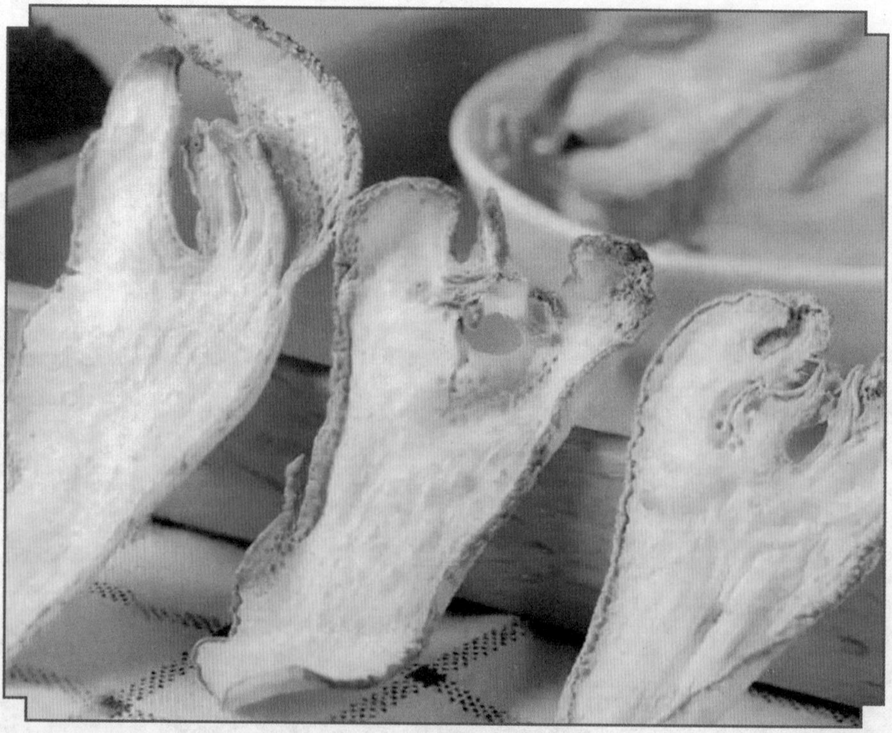

常用单方

【方一】鲜佛手 12~15 克

【用法】取上药，用开水冲泡，代茶饮。

【功能主治】疏肝和胃、理气止痛，主治肝胃气痛。

【方二】佛手 120 克

【用法】取上药，加水 600 毫升，煎至 300 毫升，每次服 20 毫升，每日 4 次。

【功能主治】疏肝理气、化痰散结，主治痰气交阻之梅核气。症见咽部如有物阻，吞之不下，吐之不出，情绪波动时加重，舌苔薄白或微腻。

【方三】佛手适量

【用法】取上药，焙干至黄色，研为细末，每次 9 克，以白酒送服，每日 2 次。

【功能主治】理气、胃止痛，主治胃气痛。

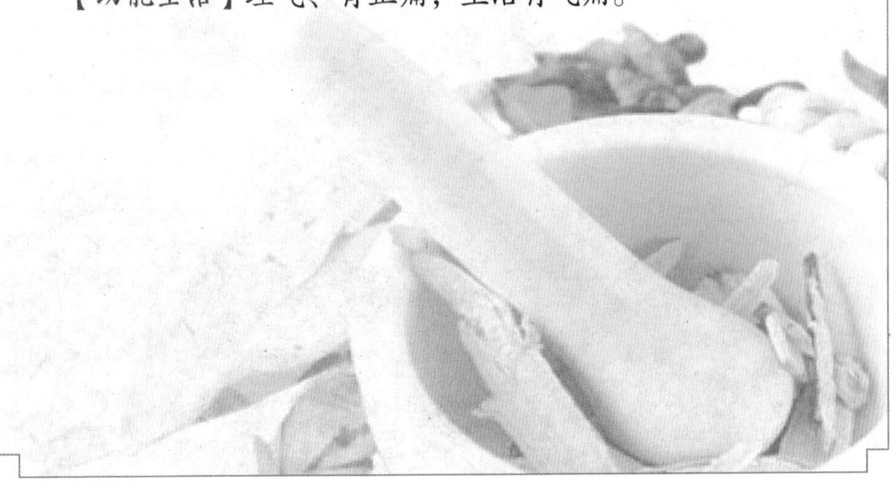

川楝子

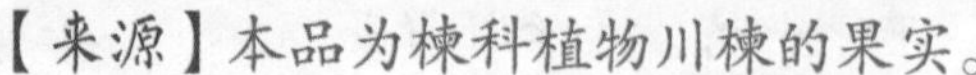

【来源】本品为楝科植物川楝的果实。

【别名】金铃子、苦楝子、楝实。

【处方用名】川楝子、金铃子、川楝、生川楝子、炒川楝子、炒金铃子、醋川楝子等。

【用法用量】水煎服，常用量：5~10 克。

【产地】主产于四川、湖北、贵州、河南等地。

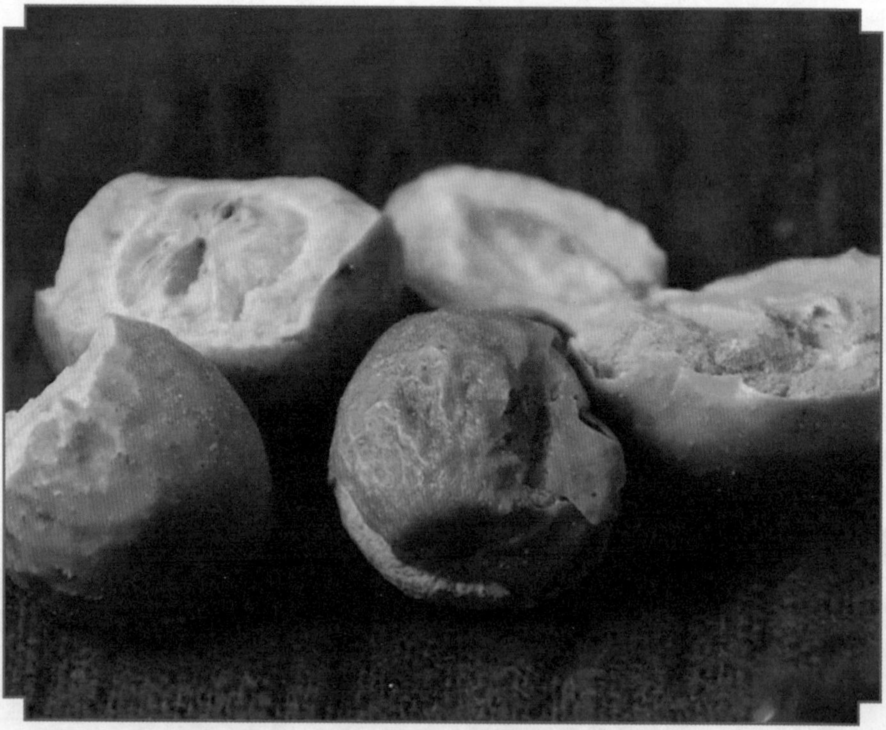

常用单方

【方一】川楝子30克

【用法】水煎服，每日1剂，分3次口服。

【功能主治】理气止痛，清化湿热，主治尿路感染，证见尿频、尿急、尿痛、尿黄，小腹拘急坠胀，舌苔厚腻，脉滑数。

【方二】川楝子20克

【用法】川楝子20克，加水500毫升浸泡半小时，水煎15分钟，去渣取汁，加入红糖50克溶化，分3次服，每日1剂。

【功能主治】疏肝郁、清肝火、止疼痛，主治乳腺炎。

【方三】川楝子适量

【用法】川楝子洗净加水煮沸半小时，捣烂，去皮核，过筛，以稠厚为宜。将川楝子果肉100克，猪油80克，蜂蜡20克，香料适量，调匀即可。

【功能主治】生肌止痛，主治手足皲裂。

陈皮

【来源】本品为芸香科植物橘及其栽培变种的成熟果实的果皮。

【别名】橘皮、新皮、广陈皮、贵老、黄橘皮、红皮、红橘、大红袍、川橘。

【处方用名】橘皮、陈皮、广陈皮、新会皮、陈皮丝、陈皮炭、炒陈皮。

【用法用量】水煎服，常用量：3~10克。

【产地】主产于广东、福建、安徽、湖北、四川等地。

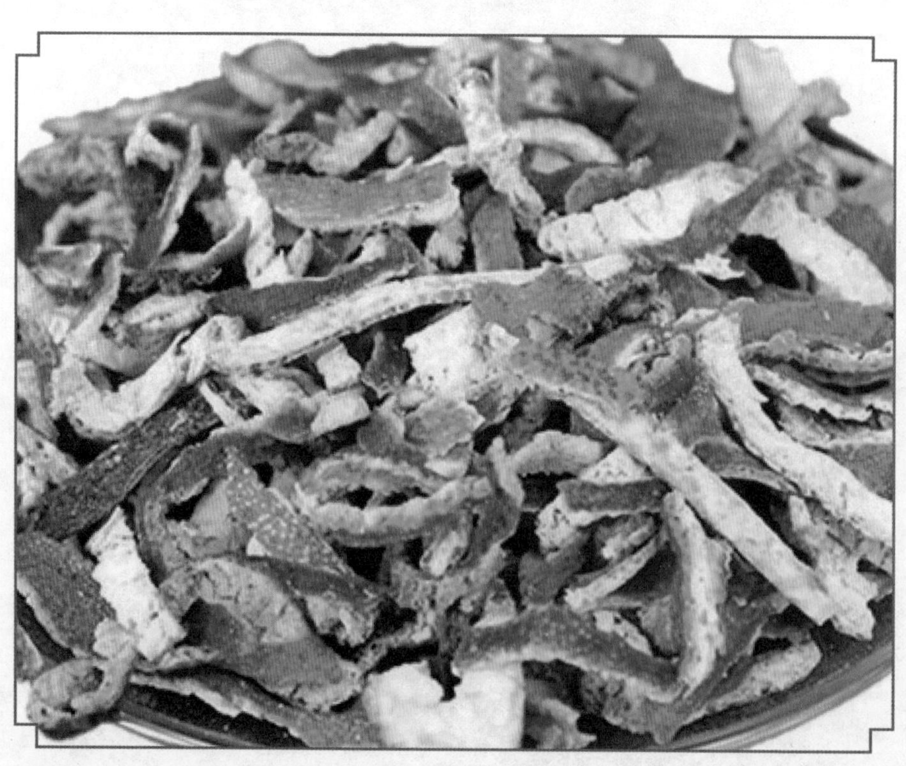

常用单方

【方一】西洋参 15 克，陈皮 15 克

【用法】水煎服。

【功能主治】补气行气，主治胃手术后排空延迟症。

【方二】鲜橘皮 1~2 个

【用法】取上药，放入带盖杯中，倒入开水，待 5~10 分钟后即可饮用。鲜橘皮每日更换一次。如有发热咳浓痰者，可配合使用抗生素。

【功能主治】行气化痰，主治慢性支气管炎（痰湿蕴肺型）。症见咳嗽、咳痰，咳声重浊，痰出咳平，舌苔白腻。

【方三】陈皮 70 克

【用法】取上药，水煎 2 次。早晚分服，每日 1 剂，15 日 1 个疗程。

【功能主治】行气、散结、消肿，主治急性乳腺炎。

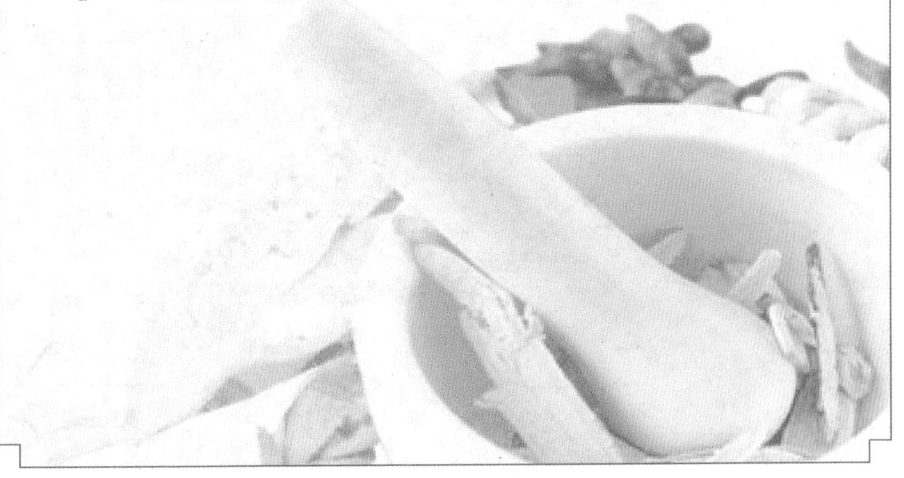

第九章

活血祛瘀药与土单方

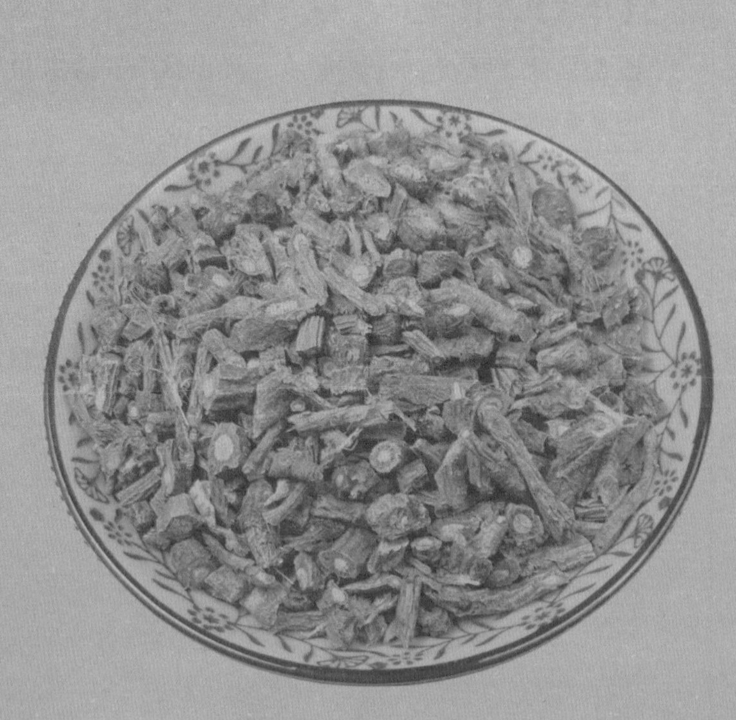

血液为人体内的重要物质之一，须通行流畅以濡养周身，如有阻滞则往往引发疼痛、肿块等病症。活血祛瘀药主行血散瘀，可解除由于瘀血阻滞所引起的各种病症，故临床应用甚为重要。活血祛瘀药主要适用于瘀血阻滞引起的胸胁疼痛、风湿痹痛、疮疡肿痛、跌扑伤痛，以及月经不调、经闭、痛经、产后瘀滞腹痛等病症。活血祛瘀药味多辛、苦、咸，性寒、温、平不一，主要归肝、心二经。

川芎

【来源】本品为伞形科植物川芎的干燥根茎。

【别名】芎䓖、大川芎、大芎、抚芎、京芎。

【处方用名】川芎、炒川芎、酒川芎。

【用法用量】水煎服，常用量：3~9 克。

【产地】主产于四川，此外，云南、湖南、湖北、贵州、甘肃、陕西等地均有出产。

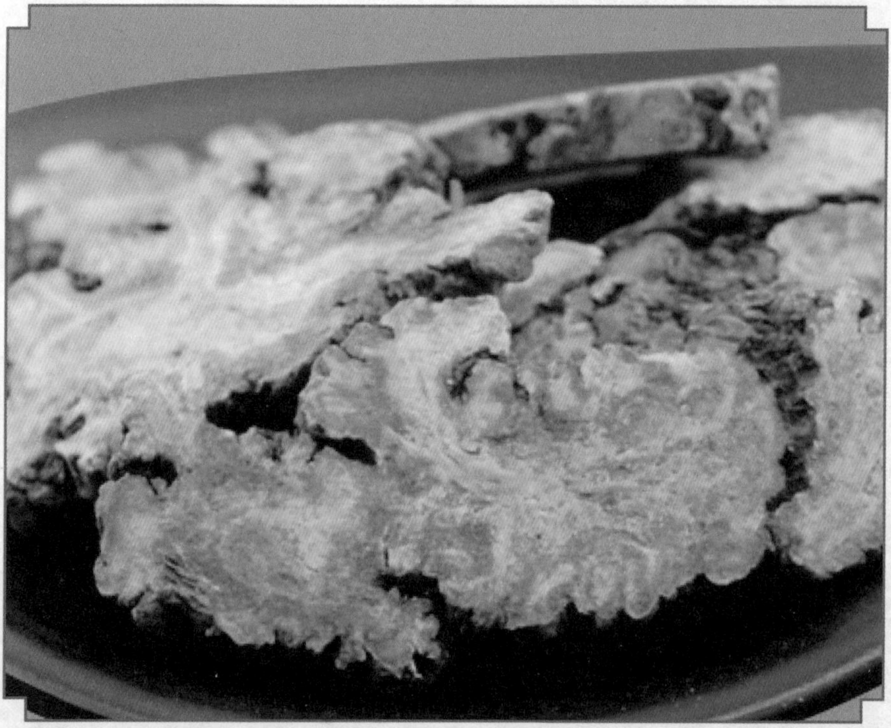

常用单方

【方一】川芎适量

【用法】取上药，研为细末，备用。用时取本品6~9克，加山西老陈醋调成糊状，然后用少许药与凡士林调匀。随即将配好的药膏抹在骨质增生处，盖一层塑料纸，再贴上纱布，用宽胶布将纱布四周封固，第2日换药1次，10日为1个疗程。

【功能主治】祛风活血、通络止痛，主治骨质增生症。症见关节肿痛，屈伸不利，遇寒冷则痛甚，或固定不移，或游走不定，或沉重不舒。

【方二】川芎适量

【用法】取上药，焙干，研成细粉（过80~100目筛）。另用棉布1块（据患部大小而定）做成药袋，热敷患处，每日3次。

【功能主治】活血化瘀、祛风止痛，主治骨质增生等无菌性炎症。本病多见于老年人，主要表现为骨关节疼痛、转侧屈伸不利、麻木等。

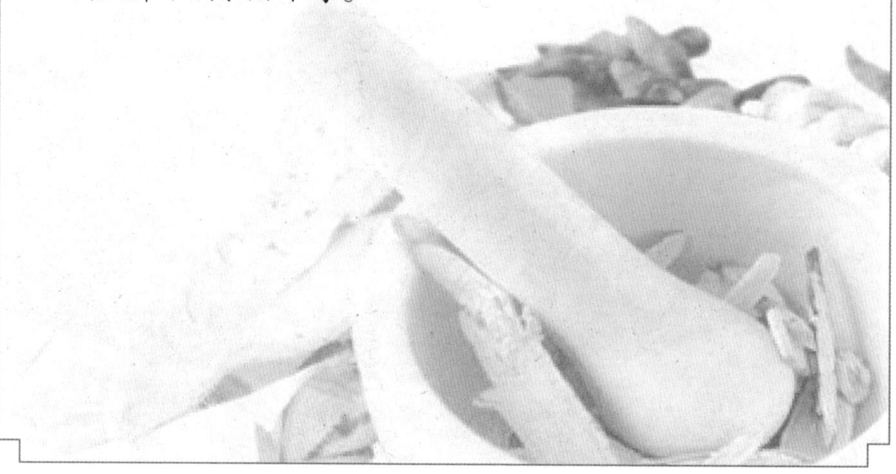

益母草

【来源】本品为唇形科一年生或二年生草本植物益母草的全草。

【别名】坤草、茺蔚、野麻、九塔花、山麻、红花艾、益母蒿。

【处方用名】益母草、坤草。

【用法用量】常用量：10~30 克。外用适量，取鲜品洗净，捣烂外敷。

【产地】全国大部分地区均有出产。

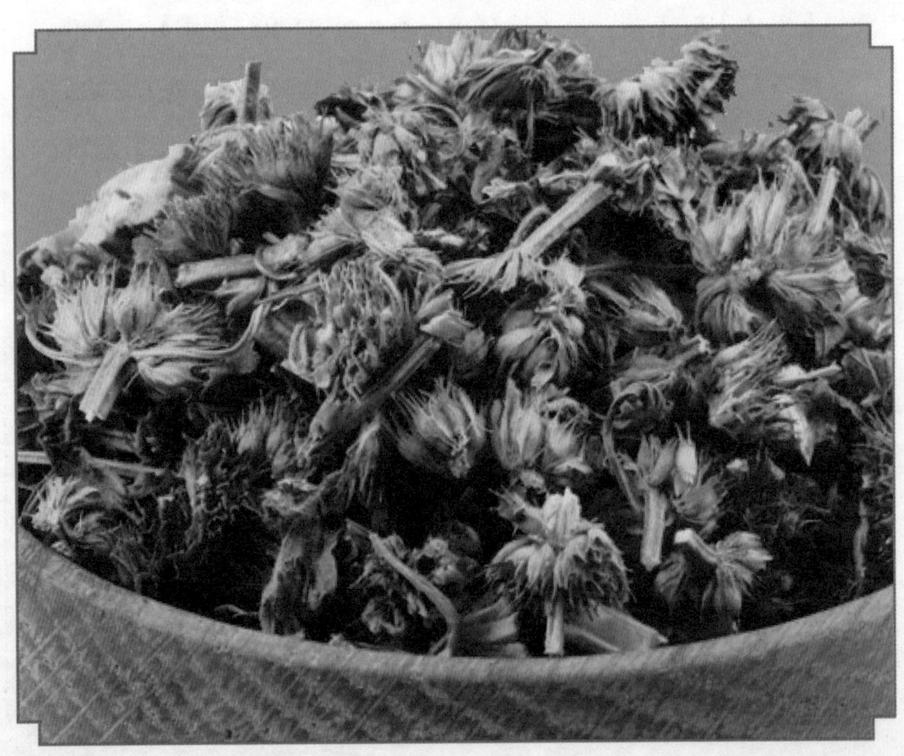

常用单方

【方一】益母草 15~20 克

【用法】取上药，水煎。每日 1 剂，连服 1 周。

【功能主治】活血调经、祛瘀生新，主治月经不调，产后子宫出血、子宫复旧不全、月经过多等。

【方二】益母草干品 90~120 克（鲜品加倍）

【用法】取上药，加水 700 毫升，文火煎至 300 毫升，去渣。每日分 2~3 次温服。

【功能主治】利水消肿，主治急性肾炎。

【方三】益母草干品 15 克（鲜品 30 克）

【用法】取上药，准备下蛋的黄雌鸡 1 只，重约 1 千克。宰杀后去其内脏洗净，将切好的益母草加少许盐、姜和米酒调味，放入鸡腹内，然后把整只鸡置于有盖的大碗内，加少量清水盖好，再放入大锅内隔水用文火炖至熟烂。晚上连鸡肉、药、汤一起吃，吃不完次日晚上再吃。一般服 1~2 只即可怀孕。

【功能主治】调经嗣育，主治妇女不孕症。

桃仁

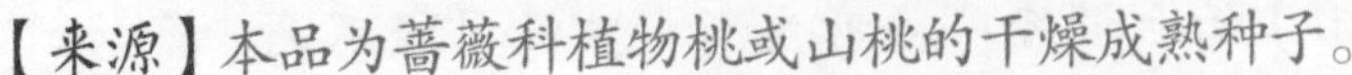

【来源】本品为蔷薇科植物桃或山桃的干燥成熟种子。

【别名】毛桃仁、扁桃仁、大桃仁。

【处方用名】桃仁、炒桃仁。

【用法用量】水煎服，常用量：6~9克，或入丸、散剂。外用：适量，捣敷或制膏用。

【产地】全国各地均有栽培。

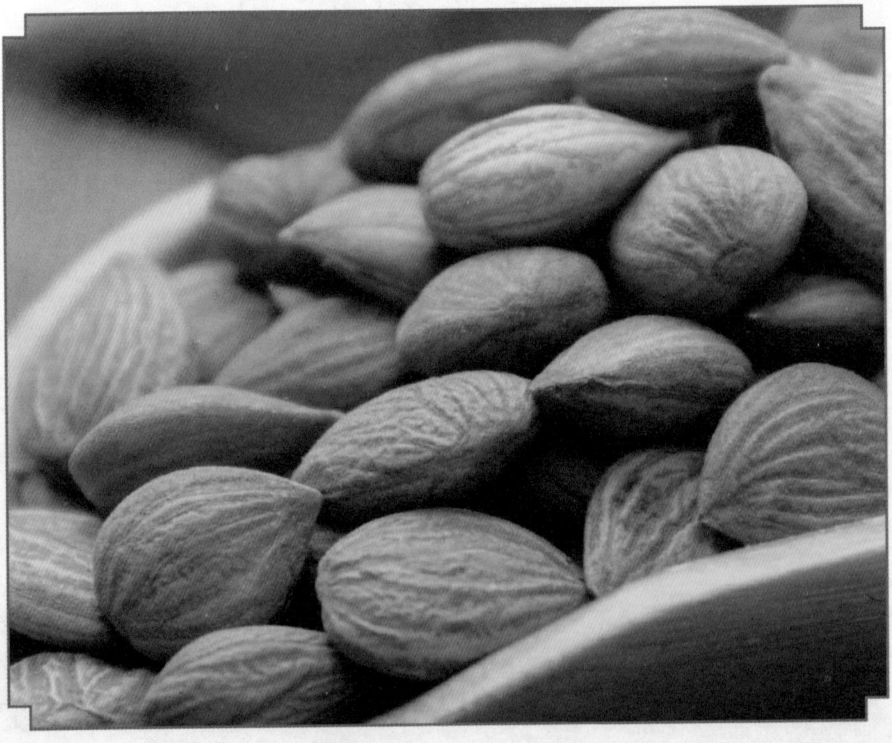

常用单方

【方一】桃仁 20 克

【用法】取上药研细末；在锅内炼猪大油，取汁 20 毫升，趁热纳桃仁细末，搅匀，放冷成膏，用时涂患处，每日 3 次。

【功能主治】活血润肤，主治唇风，唇风好发于春、秋季，儿科多见，临床表现为唇部红肿、痒痛、干燥，日久干裂流水等。

【方二】生桃仁 30 粒

【用法】取上药捣成泥状，香油拌匀，外敷患处，每日换药 1 次，连用 7 日。

【功能主治】活血、消肿、解毒，主治身体表面无名肿毒。

【方三】去皮尖桃仁 40~50 枚，盐酸黄连素片 7~10 片

【用法】取上药共研细末，另取熬化的猪油 20 毫升，香油 10 毫升，将上药拌匀成糊状，贮瓶内备用，每日外涂 2 次，一般 3~5 日即愈。

【功能主治】活血润燥，主治火毒蕴结所致口疮、口角炎、口腔溃疡、唇痒干裂。

牛　膝

【来源】本品为苋科多年生草本植物牛膝和川牛膝的干燥根。前者习称怀牛膝，后者称川牛膝。

【别名】牛茎、百倍、山苋菜、对节菜。

【处方用名】川牛膝、怀牛膝、淮牛膝。

【用法用量】水煎服，常用量：6~15 克。

【产地】主产于河南、河北、山西、山东、辽宁等地。

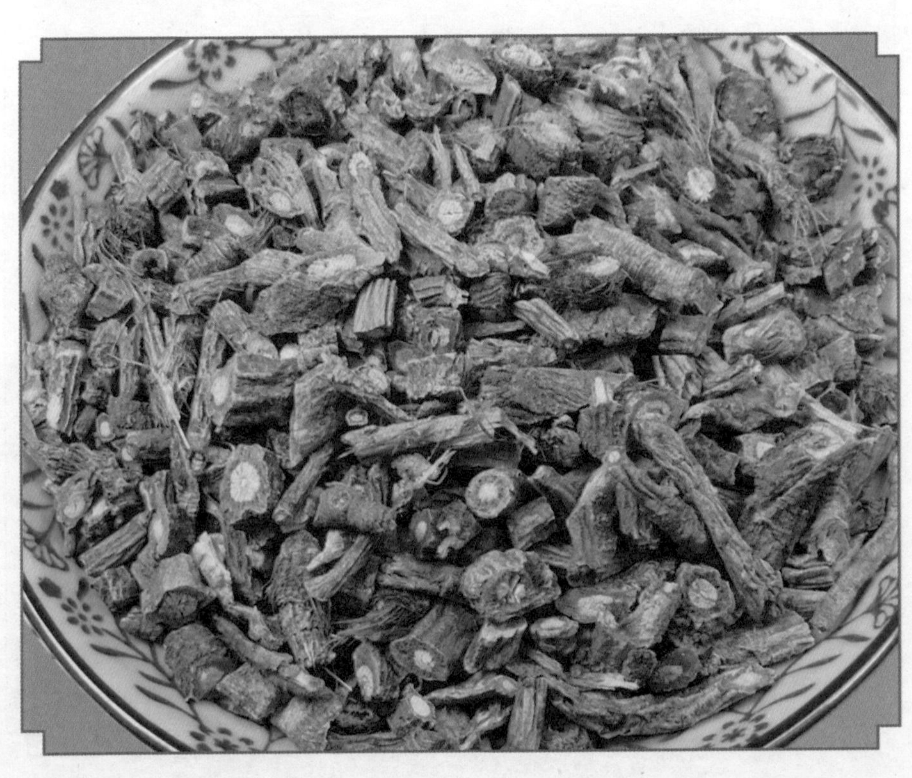

常用单方

【方一】怀牛膝 100 克

【用法】取上药 50 克，水煎服，早晚各 1 次；另 50 克水煎后稍冷片刻，用毛巾浸湿外敷患处，每次热敷 30 分钟，每晚 1 次。

【功能主治】活血祛瘀，补肝肾，强筋骨，主治膝关节炎，膝关节疼痛，活动不利，或肿胀，站立或行走后疼痛加重。

【方二】牛膝 30 克

【用法】取上药，水煎服，每日 1 剂，分 3 次口服。

【功能主治】活血祛瘀，补肝肾，强筋骨，主治足跟痛，即站立或行走后疼痛加重，休息后稍轻。

【方三】牛膝 30 克

【用法】取上药，水煎服，每日 2 次。

【功能主治】引血下行，回乳，主治乳汁过多。

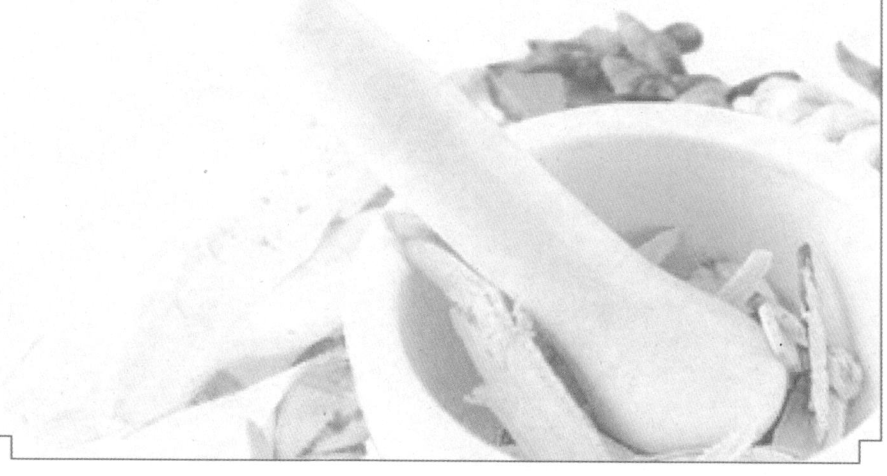

第十章

止血药与土单方

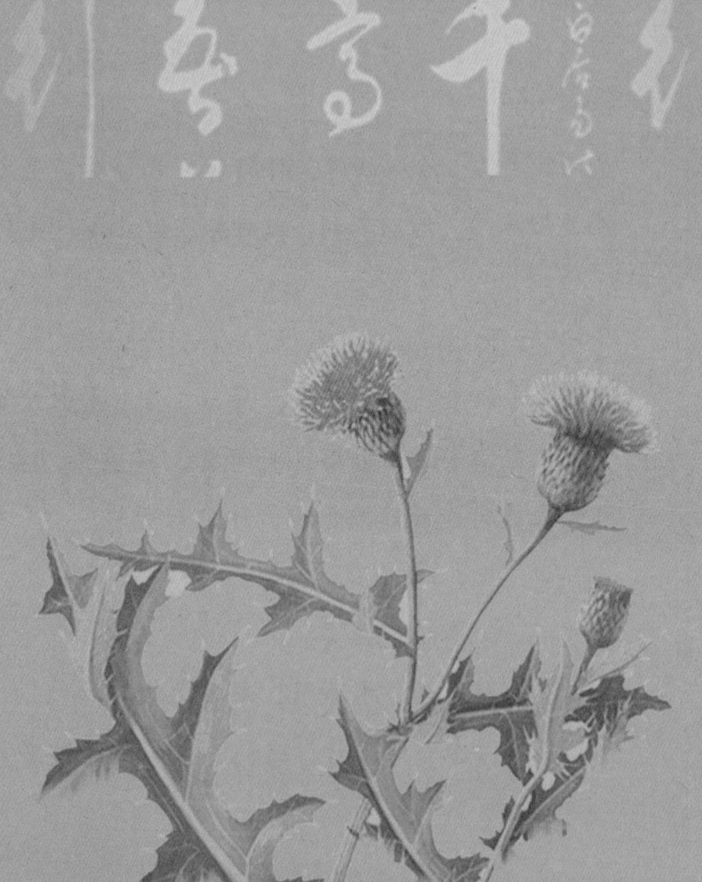

能制止体内外出血的药物，称为止血药。

血液为人体内重要的物质，凡出血之证，如不及时有效制止，致使血液耗损，则造成机体衰弱，甚至危及生命，故止血药的应用具有重要意义。止血药主要适用于各部位出血病症，如咯血、衄血、吐血、尿血、便血、崩漏、紫癜及创伤出血等。止血药的药性各有不同，如药性寒凉，功能为凉血止血，适用于血热之出血；药性温热，能温经止血，适用于虚寒出血；兼有化瘀作用，可化瘀止血，适用于出血而兼有瘀血者；药性收敛，可收敛止血，用于治疗出血日久不止等。

大蓟

【来源】本品为菊科多年生草本植物大蓟的全草或根。

【别名】马蓟、虎蓟、刺蓟。

【处方用名】大蓟草、大蓟。

【用法用量】常用量：10~15 克，鲜草可用 30~60 克。

【产地】全国大部分地区均出产。

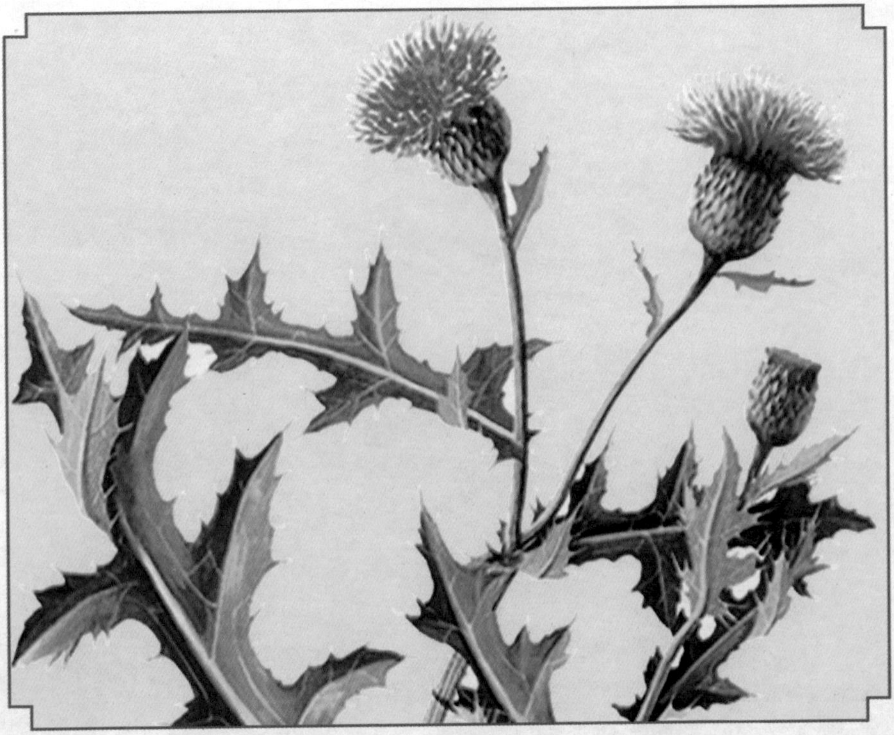

常用单方

【方一】干大蓟根 100 克

【用法】取上药，水煎。每日 1 剂，分 2 次口服，连服 3 个月为 1 个疗程。如每剂中加瘦猪肉 30~60 克或猪肺 30 克同煎更好。有效而未愈者可继续连服 2 个疗程。

【功能主治】杀虫治痨，主治肺结核。

【方二】大蓟干根适量

【用法】取上药，加水浸泡约半小时，煎煮 3 次，每次煮沸半小时，滤液合并浓缩成每 100 毫升相当于生药 15 克的煎剂。每日早晚各服 1 次，每次 100 毫升。或用大蓟干燥根 1000 克，按常法煎煮 3 次，待煎煮液浓缩至浸膏状，加入 20%~30% 干淀粉，干燥后，磨粉过 100 目筛，制颗粒压片，每片重 0.65 克。口服，每日 3 次，每次 4 片。

【功能主治】降血压、止血，主治高血压和各种出血症。

【方三】大蓟根 30 克

【用法】水煎服，每日 2 次。

【功能主治】利湿化浊，主治乳糜尿。

苎麻根

【来源】本品为荨麻科多年生草本植物苎麻的根和根茎。

【别名】苎麻头。

【处方用名】苎麻根。

【用法用量】水煎服，6~10 克。外用：适量，鲜品捣烂敷患处。

【产地】主产于山东、江苏等地。

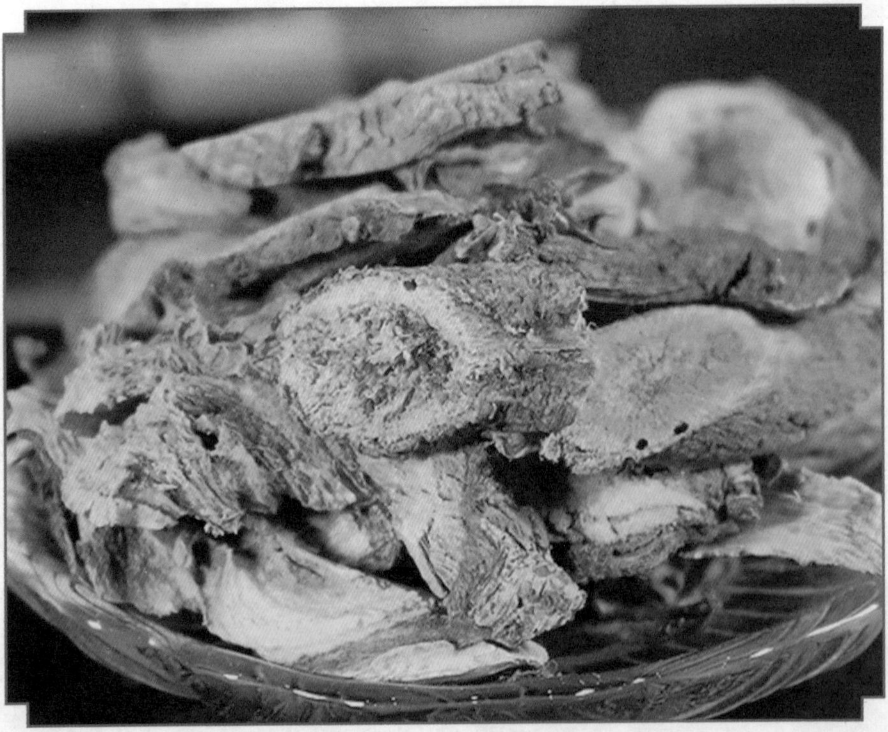

常用单方

【方一】苎麻适量

【用法】取上药，加水适量，煎煮2次，合并滤液，浓缩成200%~300%的苎麻根液。每日60~90毫升，分3次口服，至大便潜血试验阴转后1日停药。亦可每日用30~60毫升在胃镜直视下喷射到出血病灶处，或同时用口服法和喷射法治疗。

【功能主治】凉血止血，主治胃、十二指肠溃疡出血。

【方二】新鲜苎麻根适量

【用法】取上药，洗净，捣烂取汁。不时地搽抹患部，肿到什么部位搽到什么部位。如果伤势严重，肿痛特别厉害者，则擦完后再将捣烂的苎麻叶包扎在伤口处，至肿痛消失为止。

【功能主治】解毒消肿，主治蜈蚣咬伤。

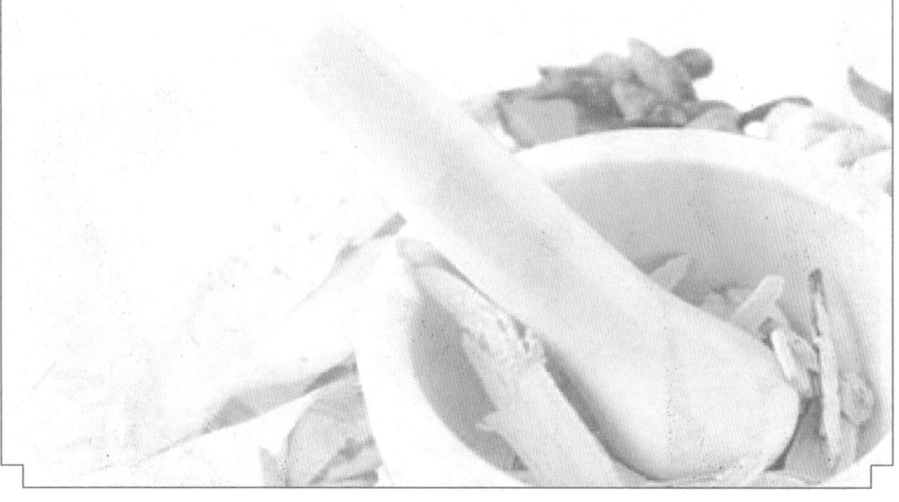

白茅根

【来源】本品为禾本科多年生草本植物白茅的根茎。

【别名】兰根、地筋。

【处方用名】白茅根、茅根、鲜茅根、茅根炭。

【用法用量】水煎服，常用量：10~15 克，鲜品 30~60 克，大剂量可用至 250~500 克，也可捣汁服。

【产地】我国多数省区有产，主产于华北地区。

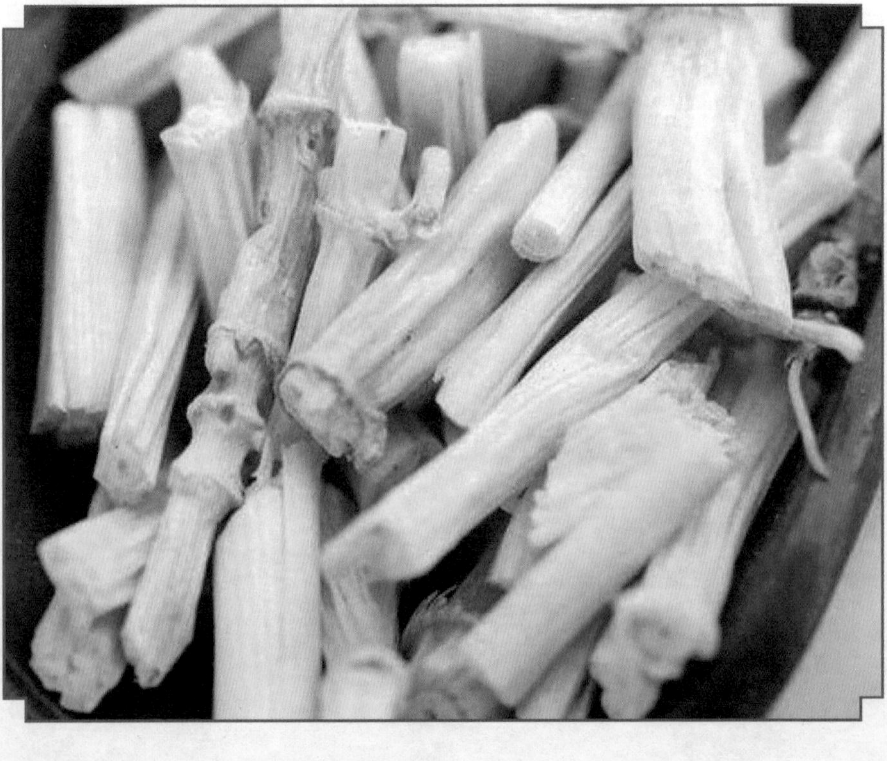

常用单方

【方一】白茅根60克

【用法】水煎2次，分2次服，每日1剂。

【功能主治】清热、利湿、退黄，主治病毒性肝炎。

【方二】白茅根干品250克

【用法】取上药，加水500~1000毫升，水煎至200~400毫升。分早晚2次口服。

【功能主治】利尿降压，主治肾小球肾炎。

【方三】白茅根100克

【用法】水煎2次。分早晚空腹服用，15日为1个疗程。

【功能主治】凉血止血，主治血尿。

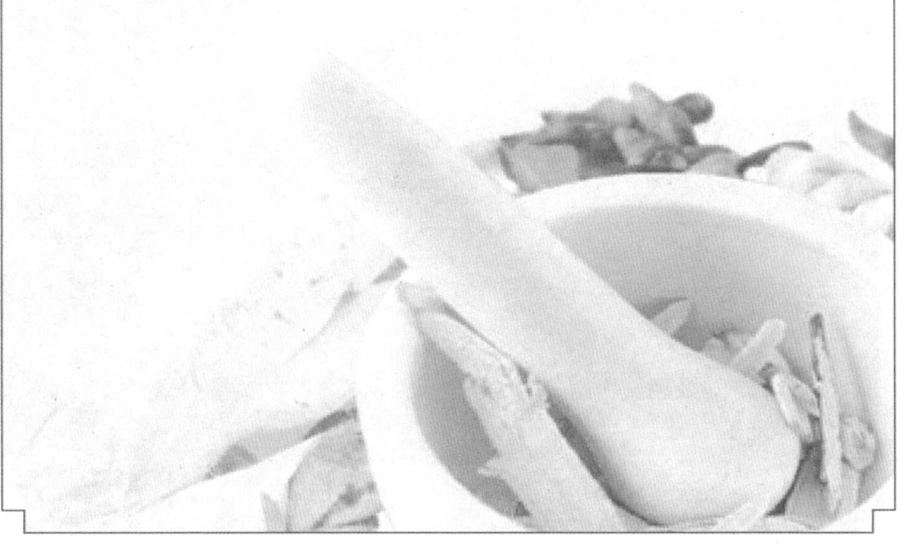

仙鹤草

【来源】本品为蔷薇科多年生草本植物龙芽草的全草。

【别名】龙芽草、脱力草、狼牙草、路边黄。

【处方用名】仙鹤草、龙芽草。

【用法用量】水煎服，常用量：10~15 克，大剂量可用至 30~60 克，亦可捣汁服，或入散剂。外用：适量，捣敷。止血亦可炒炭用。

【产地】我国南北各省区均出产。

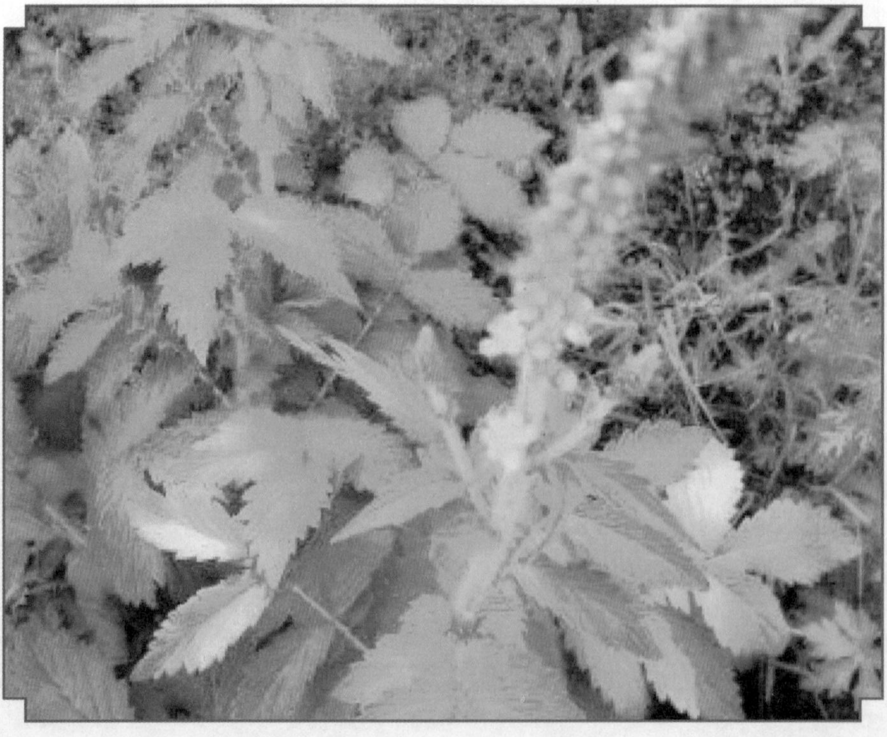

常用单方

【方一】仙鹤草根 30~60 克

【用法】水煎服，每日 3 剂。

【功能主治】抗菌止痢，主治急、慢性细菌性痢疾，症见腹痛，下痢黏冻或赤白脓血，伴有里急后重。

【方二】仙鹤草 100 克

【用法】取上药，焙干，研为细末。每次于病发前 2 小时用酒送服 10 克，隔日 1 次，连用 3 次。

【功能主治】截疟，主治疟疾（间日疟）。症见怕冷寒战、发热汗出、间日发作。

【方三】仙鹤草 30~60 克

【用法】水煎服，每日 1 剂。

【功能主治】健脾补肾、降糖止渴，主治糖尿病，症见多食易饥、多饮多尿、身体消瘦、神疲乏力。

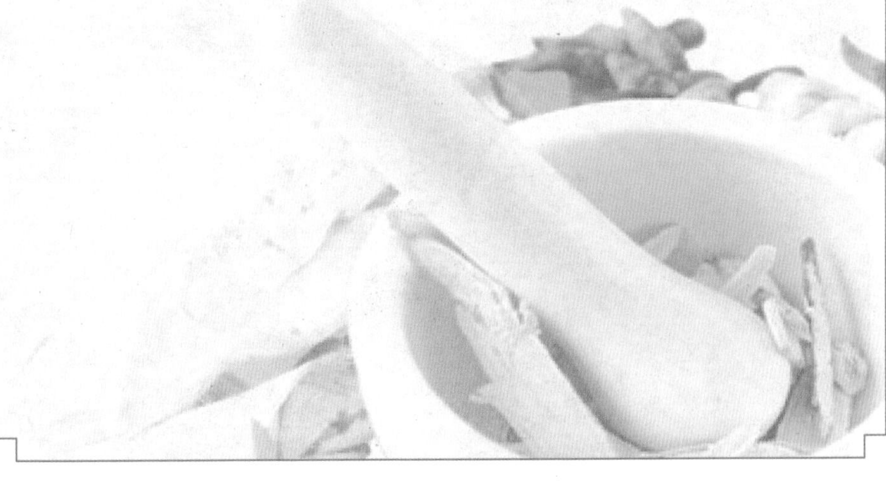

白及

【来源】本品为兰科多年生草本植物白及的块茎。

【别名】白芨、白根。

【处方用名】白芨、白根。

【用法用量】水煎服，常用量：3~10 克；或研末凉开水调服，2~5 克；外用：适量，研末撒患处或调涂。

【产地】主产于贵州、四川、湖南、湖北、河南、浙江、陕西等地。

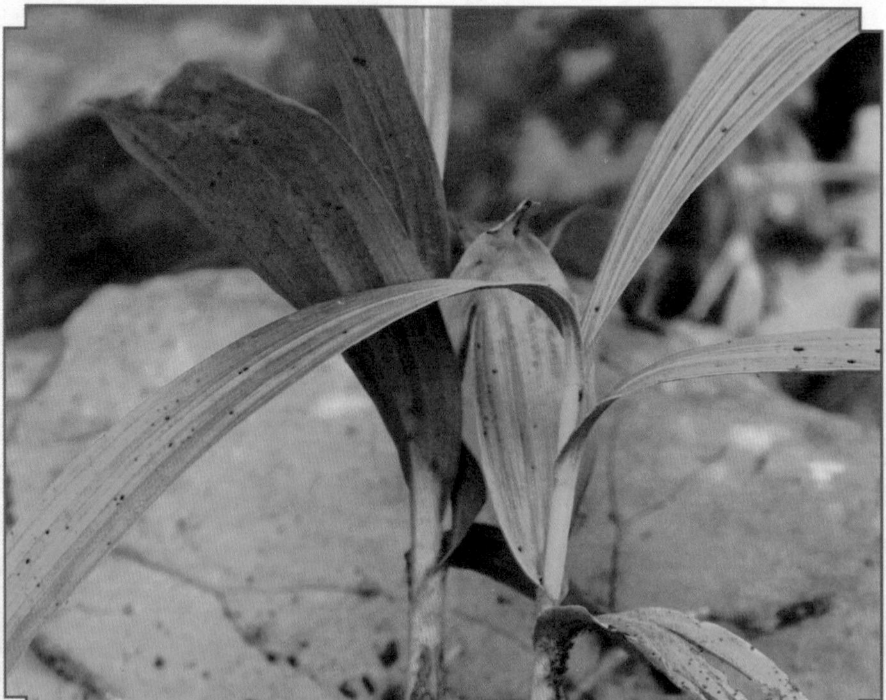

常用单方

【方一】白及适量

【用法】研成细末。每次3克，每日3次，温开水送下。

【功能主治】收敛止血，主治上消化道出血。

【方二】白及适量

【用法】每日取上药50~100克，加水煎成胶冻状溶液500~1000毫升。频服或分3次服，至大便潜血转阴后停服。

【功能主治】收敛止血，主治流行性出血热、消化道出血。

【方三】白及适量

【用法】研为细粉。每日吞服6克，连续用药3个月。

【功能主治】收敛止血，主治肺结核。

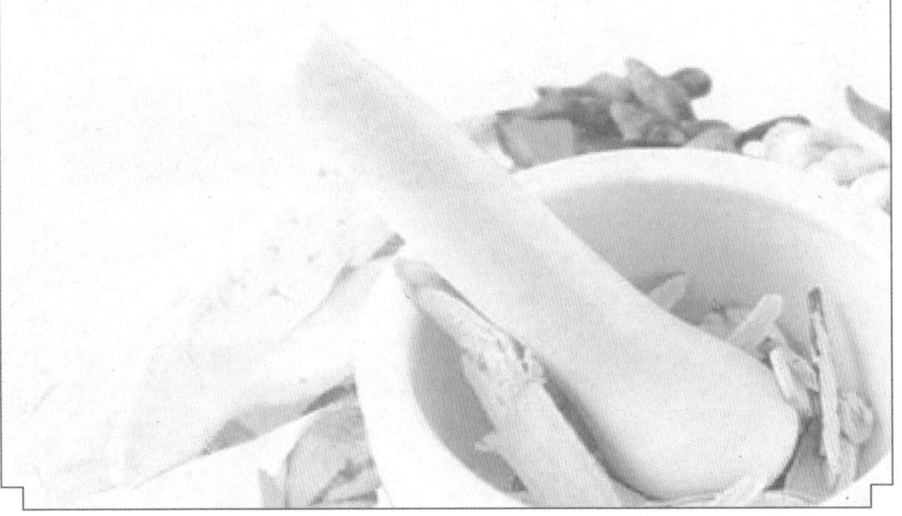

第十一章

消食药与土单方

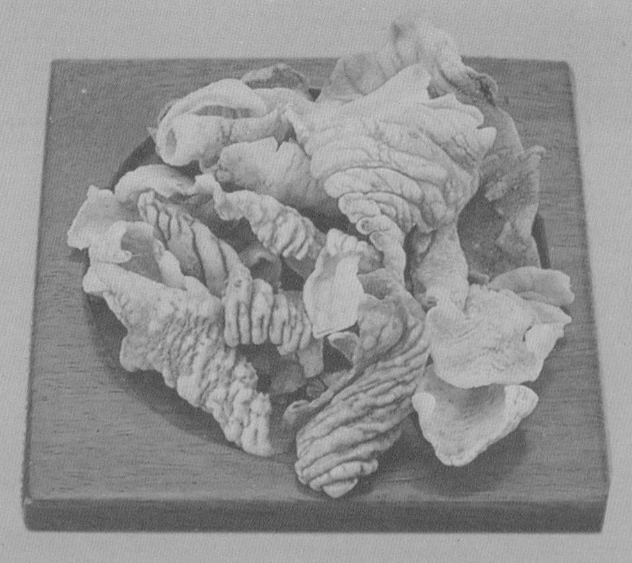

能消化食积的药物，称为消食药，又称消导药或助消化药。

脾胃为生化之源，后天之本，主纳谷运化。如果饮食不节，损伤脾胃，每致饮食停滞，则会导致各种消化功能障碍。消食药的功能为消食化积，有的药物还有健脾开胃作用，可以消除宿食积滞及其所引起的各种症候，促使脾胃功能恢复，故临床运用具有重要意义。

消食药主要适用于治疗食积停滞所致的脘腹胀满、嗳气泛酸、恶心呕吐、不思饮食、泄泻或便秘等症。本类药物的使用，常根据不同病情而配伍其他药物同用。如脾胃虚弱者，可配健胃补脾药；脾胃有寒者，可配温中暖胃药；湿浊内阻者，可配芳香化湿药；气滞者，可配理气药；便秘者，可配通便药；若积滞化热，则当配合苦寒清热药。消食药大都性味甘平或甘温，归脾、胃经。

山楂

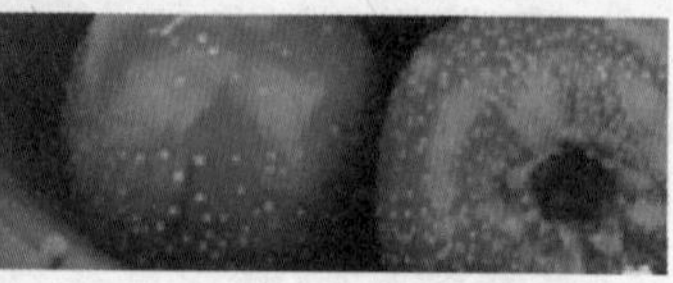

【来源】本品为蔷薇科乔木或大灌木山里红、山楂或野山楂的成熟果实。

【别名】映山红果、山里、红鼠查子、山里红果、山里果子、映山红果、海红。

【处方用名】焦山楂、山楂炭、焦楂肉、生山楂、生楂肉、蜜炙山楂炭。

【用法用量】常用量：10~15 克，大剂量 30 克。

【产地】全国各地均出产；秋季果实成熟时采收，以个大、皮红、肉厚、核少者为佳，切片，晾干。

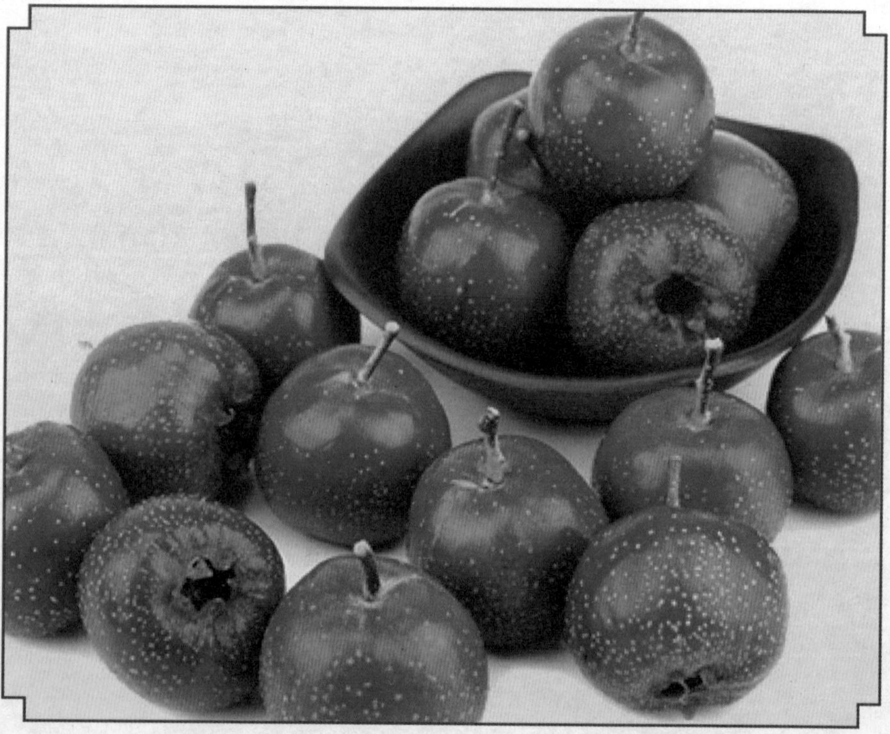

常用单方

【方一】生山楂15克

【用法】先水煎1次饮服，药渣泡茶饮用，每日1剂。

【功能主治】消痰化浊，活血化瘀，主治高脂血症。

【方二】生山楂60克，茶叶5克

【用法】水煎服，每日1剂。

【功能主治】消积导滞，主治痢疾。

【方三】鲜山楂数枚（视疮面面积而定）

【用法】隔陶瓦片置煤炉上烘烤至熟。去皮、核，取山楂肉敷于疮面，用纱布包扎。每日1次，7日为1个疗程。一般连服1~2个疗程。

【功能主治】活血化瘀、愈疮，主治冻疮。

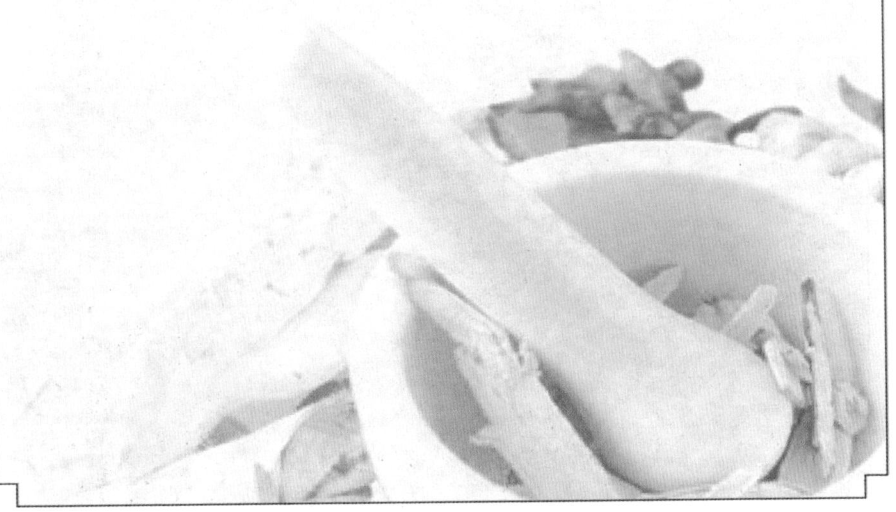

莱菔子

【来源】本品为十字花科植物莱菔的成熟种子。

【别名】萝卜子、萝白子、菜头子。

【处方用名】莱菔子、萝卜子、炒莱菔子。

【用法用量】水煎服，常用量：10~15 克。

【产地】我国各地均出产。

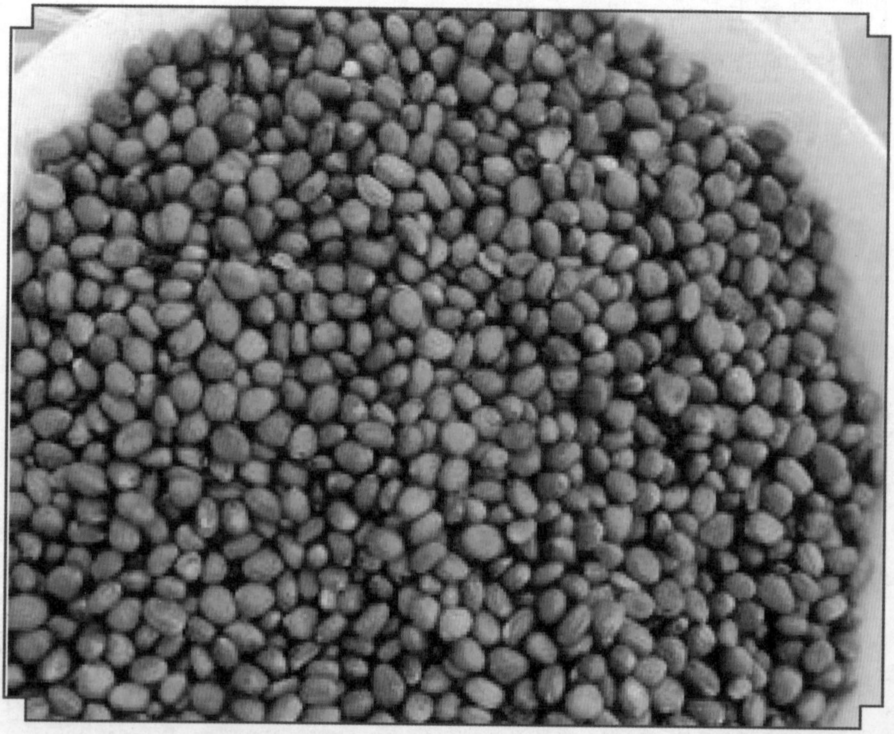

常用单方

【方一】莱菔子 15 克，决明子 15 克

【用法】泡水代茶饮。

【功能主治】平肝降气，主治高血压。

【方二】莱菔子 150 克

【用法】莱菔子洗净泥土晾干，研为细末，过筛装瓶备用。3 岁以下者，每日 25 克，8 小时冲服 1 次；4~7 岁，每日 4~6 克，12 小时冲服 1 次；8 岁以上者，每日 6~10 克，12 小时冲服 1 次。佐白糖适量调服。

【功能主治】降气、润肠通便，主治便秘（实秘）。

【方三】莱菔子 10 克

【用法】炒熟后 1 次服下。

【功能主治】行气利水，主治排尿功能障碍。

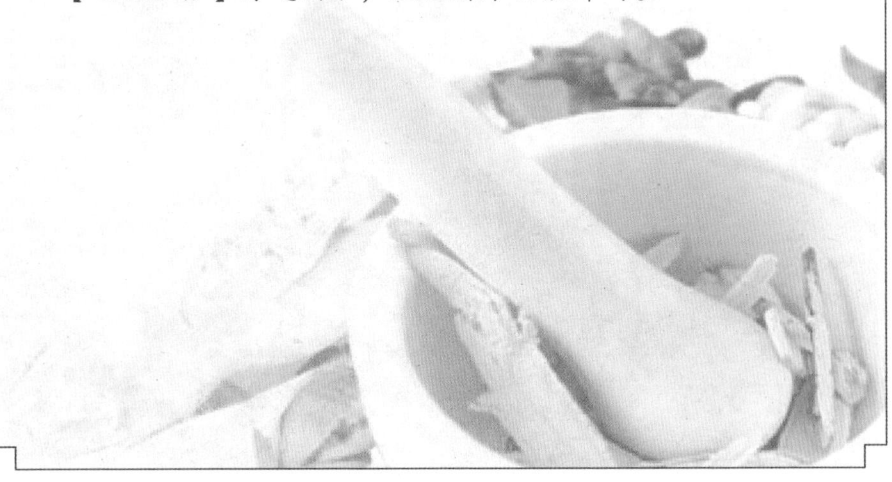

鸡内金

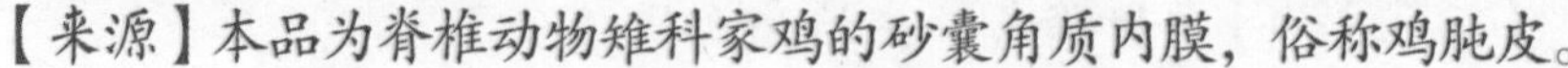

【来源】本品为脊椎动物雉科家鸡的砂囊角质内膜，俗称鸡肫皮。

【别名】鸡肫皮、鸡肫内黄皮、鸡黄皮、鸡食皮、鸡合子、鸡中金、化石胆、化骨胆。

【处方用名】鸡内金、炙内金。

【用法用量】常用量：3~10 克，研粉吞服每次 1.5~3 克；或入丸、散。

【产地】全国各地均出产。

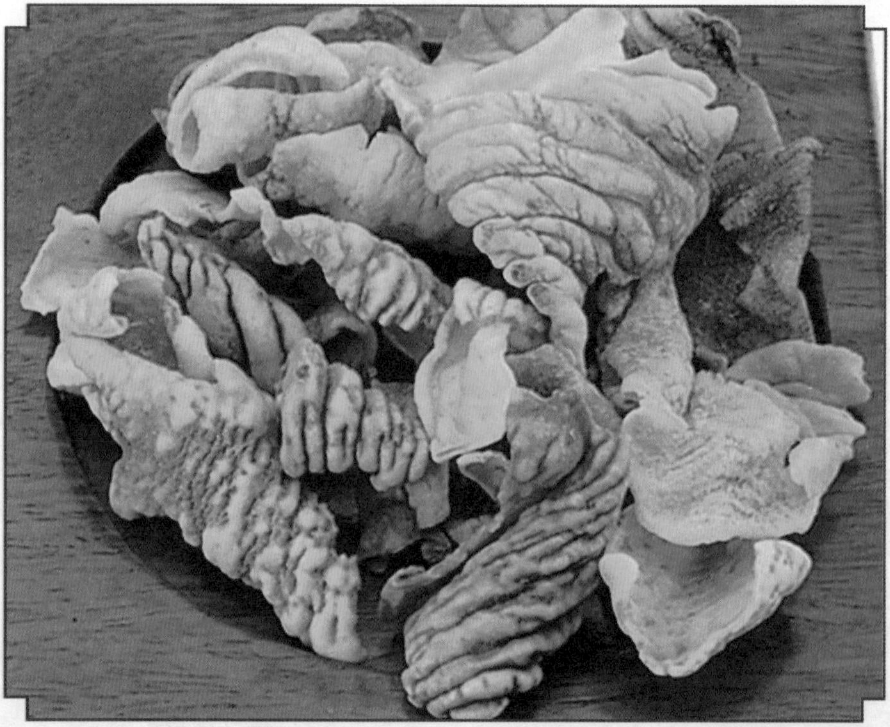

常用单方

【方一】按疣的大小剪下一块

【用法】先以温水浸泡疣部5~15分钟，使疣部角质层软化，然后常规消毒。取鲜鸡内金洗净，按疣的大小剪下一块，以内层紧贴疣部，用胶布固定4~12小时取下。

【功能主治】软坚散结，主治寻常疣。

【方二】鸡内金适量

【用法】鸡内金烘干后研成细末，用玻璃瓶装好备用。使用时，将15克鸡内金粉倒入杯中，冲300毫升开水，15分钟后即可服用。早晨空腹1次服完，然后慢跑步，以助结石排出。

【功能主治】软坚排石，主治多发性肾结石。

【方三】鸡内金适量

【用法】取鸡内金，焙干，研细末备用。每次10克，饭前1小时用温开水冲服，每日3次。

【功能主治】消积化石，主治胃石症（因食黑枣所致）。

第十二章

驱虫药与土单方

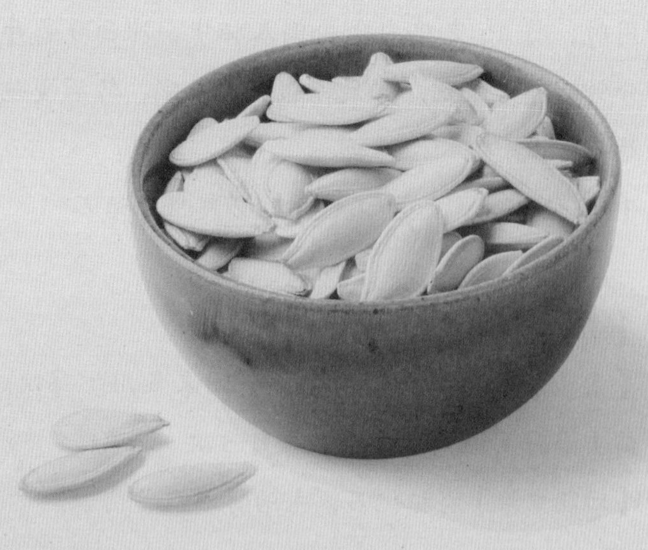

能驱除或杀灭肠寄生虫的药物，称为驱虫药。

肠寄生虫，主要有蛔虫、钩虫、线虫、蛲虫等，除钩虫由皮肤接触感染外，其他多由病员吃了污染虫卵的食物而感染。患肠寄生虫病的病员，大都在其粪便中可检查出虫卵，有的可能没有明显症状，有的可以出现绕脐腹痛，时作时止，形体消瘦，不思饮食，或多食易饥，或嗜食异物等症；钩虫病还可能伴有面色萎黄、全身浮肿等；蛲虫病主要症状为肛门瘙痒。由于肠寄生虫能影响人体健康，因此必须及时进行治疗。同时要重视预防工作，应向患者或其家属宣传卫生常识，以防重复感染。

南瓜子

【来源】本品为葫芦科一年生蔓生藤本植物南瓜的种子。

【别名】南瓜仁、白瓜子、金瓜米。

【处方用名】南瓜子、南瓜仁、生南瓜子。

【用法用量】常用量：30~60 克。

【产地】主产于浙江、江苏、河北、山东、山西、四川等地。

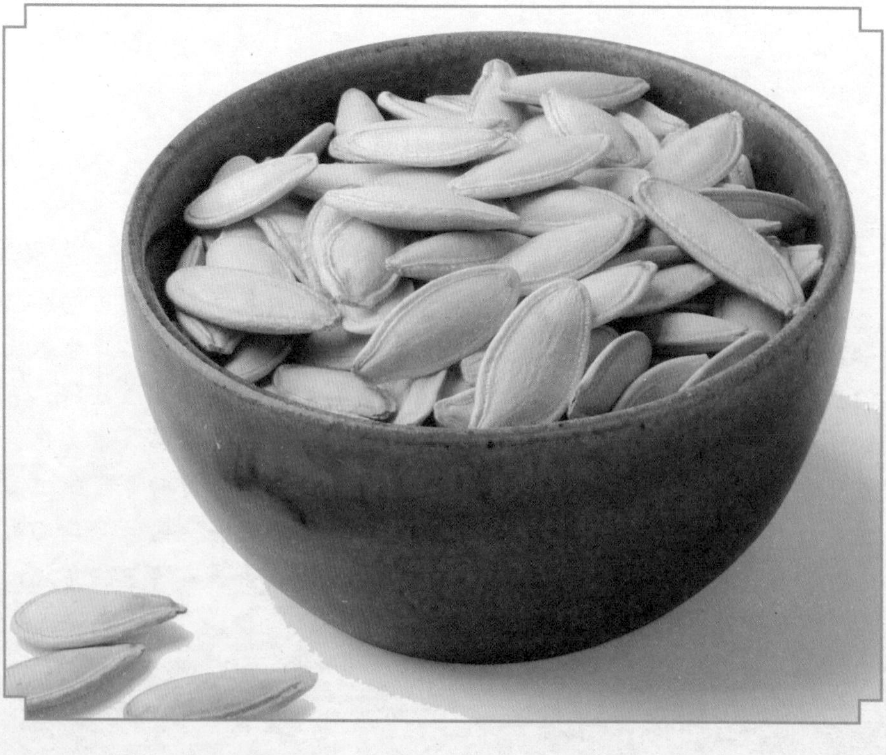

常用单方

【方一】南瓜子适量

【用法】新鲜南瓜子晒干，每日嚼服30克（剥壳），同时坚持每日用拇指按压关元穴100次，使局部有酸胀感。按压之后，以掌心顺、逆时针各轻揉关元穴及周围100次。以上治疗每日1次，连用30日为1个疗程。

【功能主治】补肾、杀虫、消炎，主治慢性前列腺炎。

【方二】南瓜子150~250克，槟榔适量

【用法】南瓜子150~250克，带壳用微火焙干趁热酥磨研粉状，用温水调服下。槟榔按年龄体质差异拟定，以片状或捣碎为好。加水250~400毫升浸泡2小时，用火煎30分钟，过滤出的药液150~250毫升。早服南瓜子3小时后再服槟榔剂，槟榔药渣再加水150毫升煎10分钟，滤渣加芒硝6克备用。虫体完整，腹已排空，不再加服芒硝汤，若肠尚存瘀滞物可再服下。

【功能主治】杀虫，主治绦虫病。

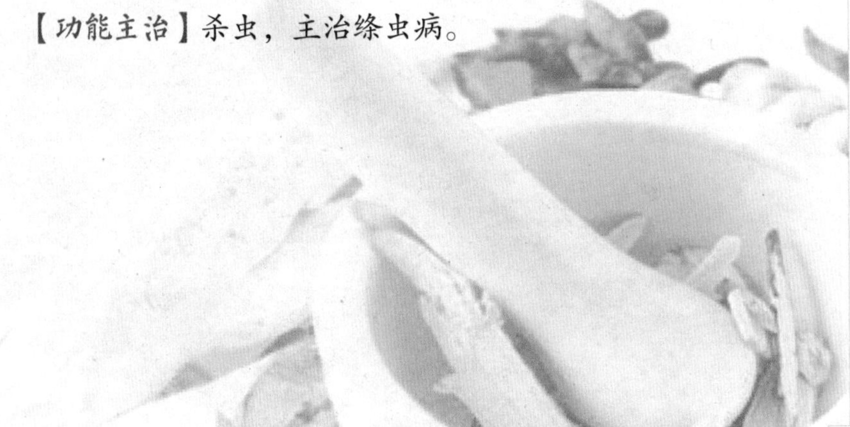

鹤草芽

【来源】本品为蔷薇科多年生草本植物龙芽草（即仙鹤草）的冬芽。

【别名】金顶龙牙、龙牙草、老鹳嘴、毛脚茵。

【处方用名】鹤草芽、仙鹤草芽、龙牙草芽、狼牙草。

【用法用量】常用量：成人 30~50 克，小儿 7~8 克 / 千克，晨起空腹一次顿服。

【产地】分布于全国各地。

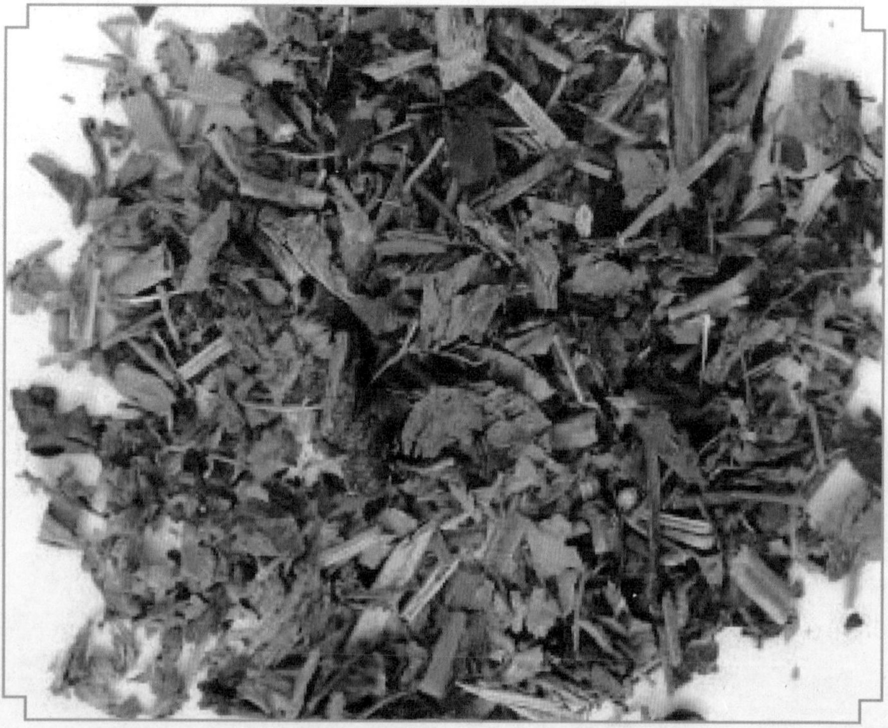

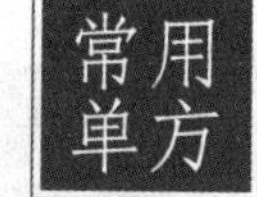

【方一】鹤草芽适量

【用法】本品晒干后，粉碎，过筛（40 目），所得鹤草芽粉，分装于聚乙烯塑料口袋中，密封保存。每袋重 10 克。使用方法：将本品 1 袋（10 克）置搪瓷容器中，加水 150 毫升，用文火煎煮 5 分钟，放凉后，含漱，少量吞咽，每日 3 次，7 日为 1 个疗程。

【功能主治】杀虫，主治艾滋病人口腔白色念珠菌感染。

【方二】鹤草芽栓，阴道清洁剂

【用法】于月经干净 3 日后开始用药，每晚用阴道清洁液冲洗阴道后，放入一枚鹤草芽栓剂，持续 10 日为 1 个疗程。

【功能主治】杀虫，主治慢性宫颈炎。

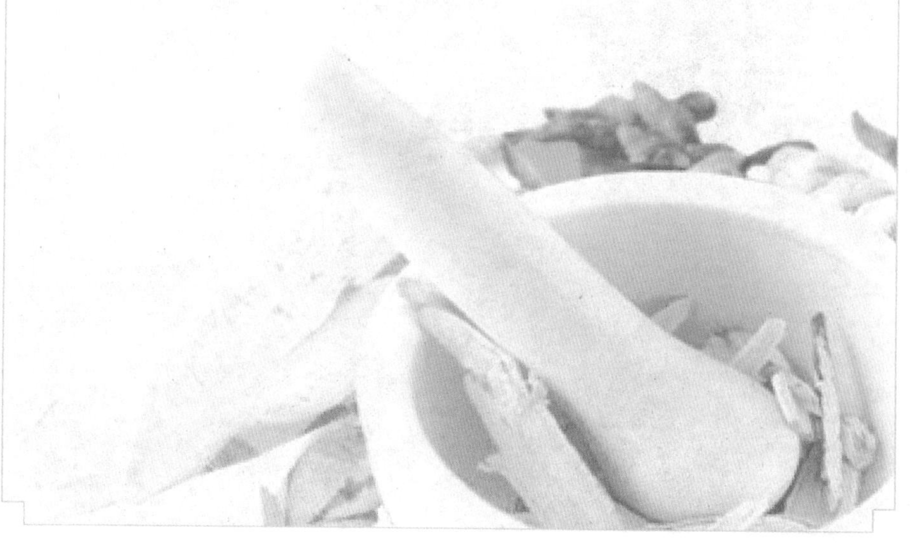

雷　丸

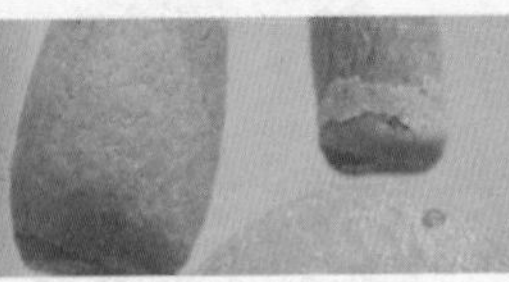

【来源】本品为菌类植物药多孔菌科植物雷丸菌的菌核。

【别名】雷实、竹林子、木连子、雷矢、雷实、竹苓。

【处方用名】雷丸、雷丸粉。

【用法用量】常用量：15~20 克，生用，内服研末，分 2~3 次，饭前冷开水调服。不宜水煎服。

【产地】分布于长江流域以南各省及甘肃、陕西、河南等地。

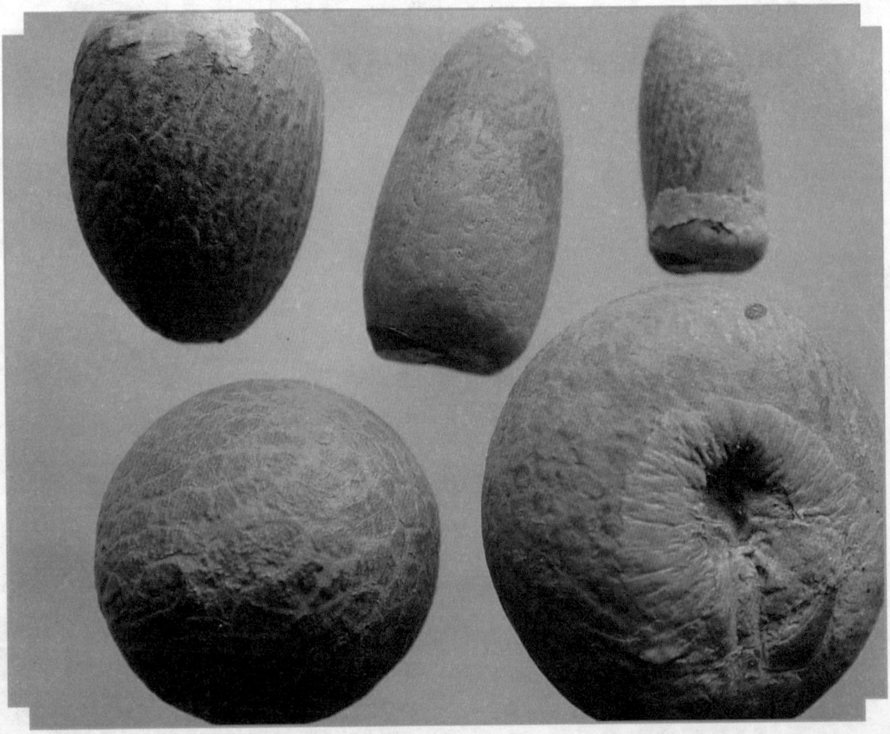

常用单方

【方一】雷丸0.5克

【用法】将00号空心胶囊浸于10%甲醛溶液中5秒后取出，洗涤后在石灰中干燥即可。取雷丸在室温下晾干并粉碎过100目筛。装于00号空心胶囊中，每粒重0.5克。在密闭、阴凉干燥处贮存，保持一定水分，以免胶囊中的水分过少而脆裂开。患儿蛔虫病确诊后给予雷丸0.5克，每日3次，连服3日，一周后复查。

【功能主治】杀虫，主治小儿蛔虫病。

【方二】雷丸500克

【用法】上药研碎，过筛成细粉末，装入褐色瓶内备用。成人每次30克，极量为50克，可根据体质强弱、病程长短、年龄大小酌情增减。空腹一次用凉开水调服，不要直接吞服粉剂。

【功能主治】杀虫，主治绦虫病。

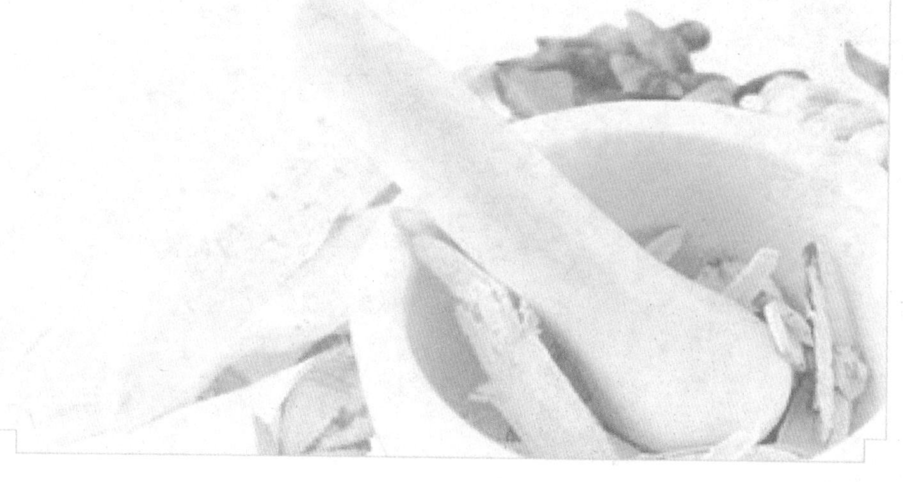

第十三章

止咳化痰平喘药与土单方

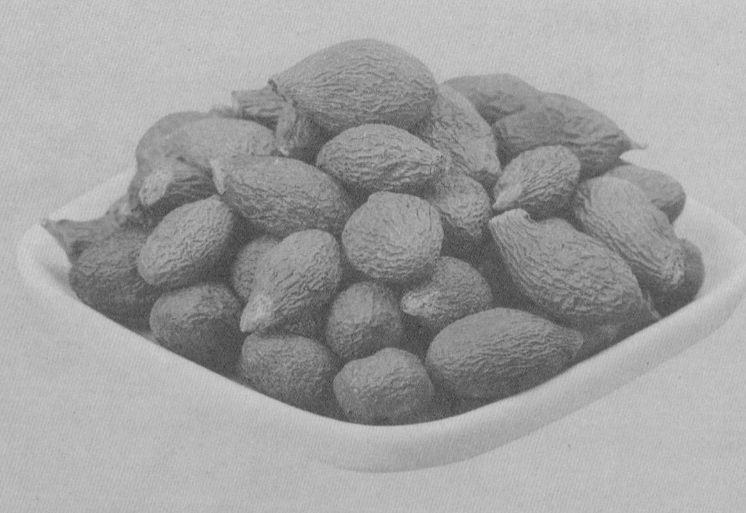

能化除痰涎、制止咳嗽、平定气喘的药物，称为化痰止咳平喘药。痰涎与咳嗽、气喘有一定的关系，一般咳喘多夹痰，而痰多亦致咳喘，故将化痰、止咳、平喘合并介绍。但其中有的药物以化痰为主要功效，或虽属化痰而并不用于咳嗽气喘；有的则以止咳平喘为主要功效，或虽属止咳平喘却无化痰作用。化痰药不仅用于因痰饮起的咳嗽、气喘，而且可用于瘰疬、瘿瘤、癫痫、惊厥等症。

半　夏

【来源】本品为天南星科多年生草本植物半夏的干燥块茎。

【别名】三叶半夏、野芋头、蝎子草。

【处方用名】生半夏、清半夏、姜半夏、法半夏。

【用法用量】常用量：3~10 克。外用：适量。

【产地】主产于四川、湖北、江苏、安徽等地。

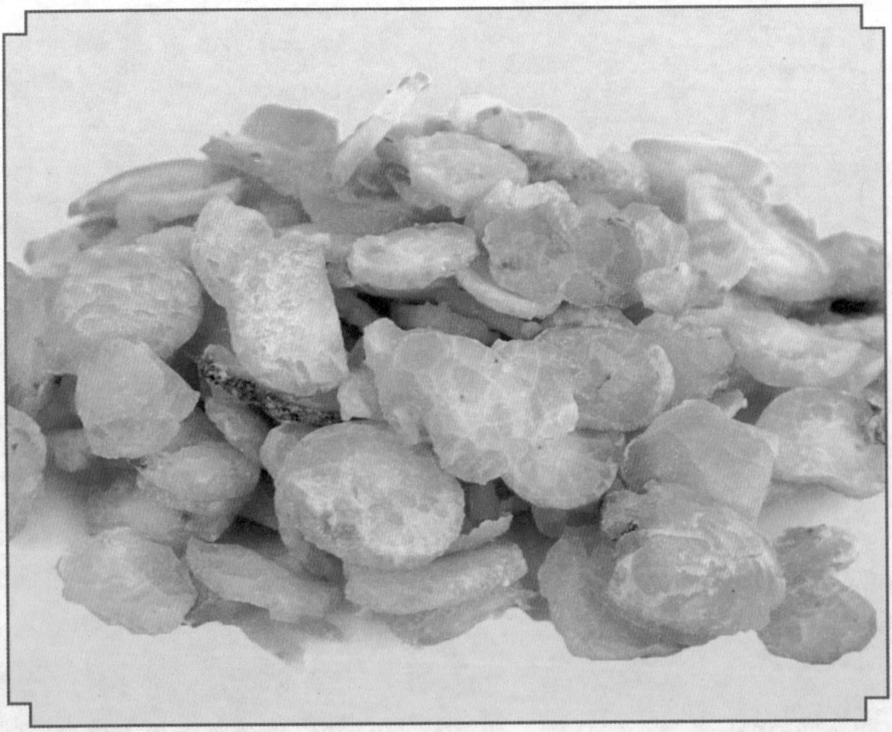

常用单方

【方一】生半夏30~60克

【用法】取上药，配鲜生姜30~50克。用沸水泡后频频服用，或用武火煎30分钟后频频服用，每日1剂。

【功能主治】祛痰熄风止痛，主治眉棱角痛，表现为痛如锥刺，多由脾不运湿、风痰相兼而致。

【方二】生半夏30克

【用法】取上药，研为极细末，用陈醋适量调糊。敷患处，包扎固定，每日换药1次。

【功能主治】化痰散瘀、消肿止痛，主治闪挫伤筋及跌打损伤表皮未破者，可减轻局部青紫肿胀。

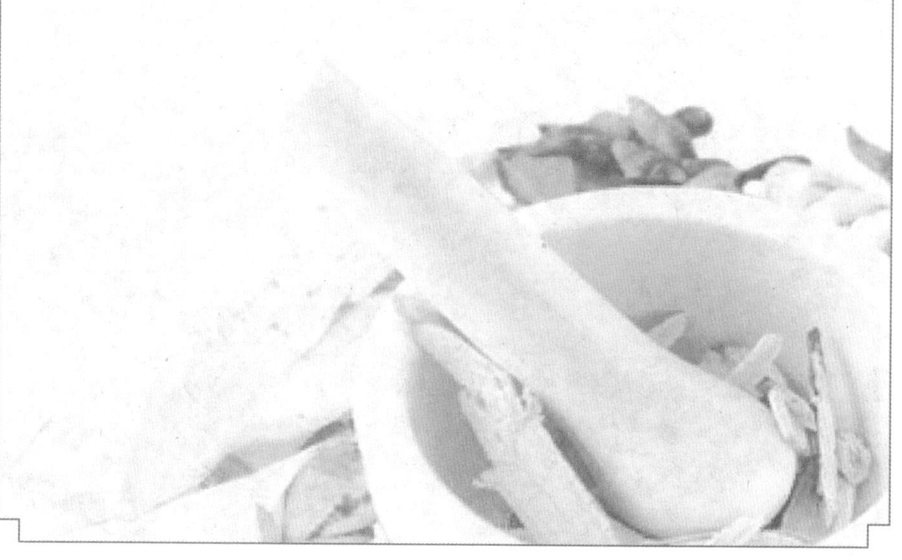

白芥子

【来源】本品为十字花科植物白芥的干燥成熟的种子。

【别名】辣菜子、青菜子、芥菜子。

【处方用名】白芥子、芥子、炒芥子。

【用法用量】内服：煎汤，3~9 克；或入丸、散；外用：适量，研末调服。

【产地】主产于安徽、河南、四川、陕西、浙江等地。

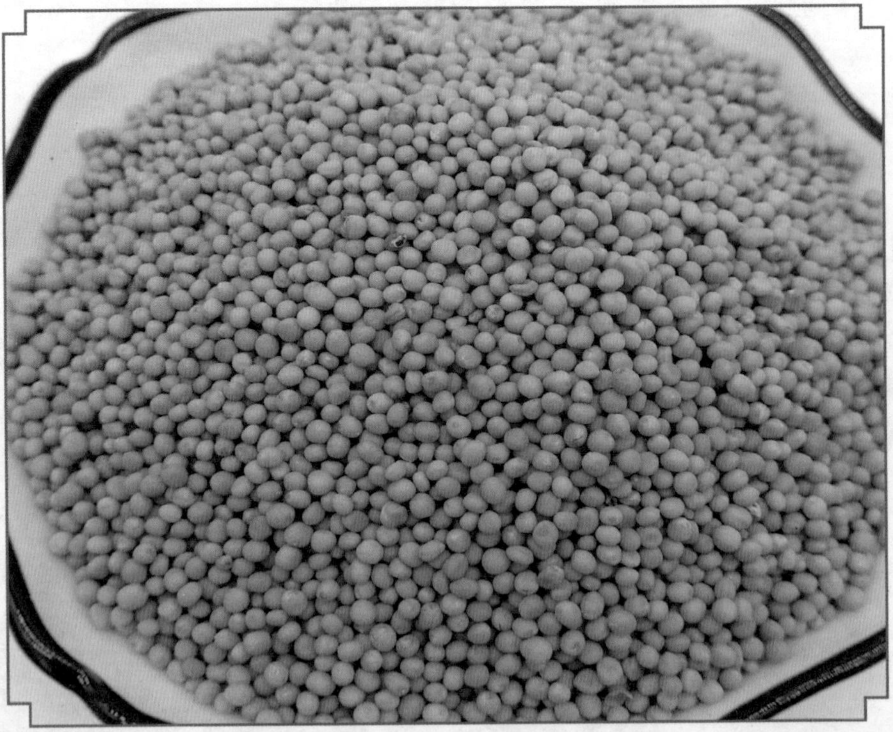

常用单方

【方一】白芥子100克

【用法】取上药，研为细末。分3次用，每次加90克白面，用水调好，做成饼。饼大小视背部面积而定，每晚睡觉前敷背部，晨起丢掉。一般连用2~3次。

【功能主治】通达经络，止咳平喘，主治小儿急慢性气管炎及哮喘，表现为咳喘痰多或伴纳呆，舌苔白厚，肺部听诊有干湿性啰音或有哮鸣音。

【方二】白芥子50克

【用法】取上药，研为细末，用米酒50克调成膏状，摊在纱布上，贴敷在患侧阳白、地仓、颊车、四白4穴上，胶布固定，4~6小时取下，10日内防止患侧受风。若无效，7日后贴敷第2次。贴药部位可起水泡，乃药物刺激所致，可用无菌注射器将泡内液体抽出，让其自行脱屑而愈。

【功能主治】祛痰通络，主治周围性面瘫，表现为患侧额纹及鼻唇沟消失，眼不能闭合，面肌松弛，不能鼓腮、噘嘴，口水流出，食物易停滞。

皂 荚

【来源】本品为豆科植物皂荚的果实，形扁长者称大皂荚；其小型果实称为小皂荚。

【别名】皂角、鸡栖子、悬刀。

【处方用名】皂荚、炒皂荚。

【用法用量】内服：多研末服，1~1.5 克；入汤剂，1.5~5 克；外用：适量。

【产地】主产于四川、河北、陕西等地。

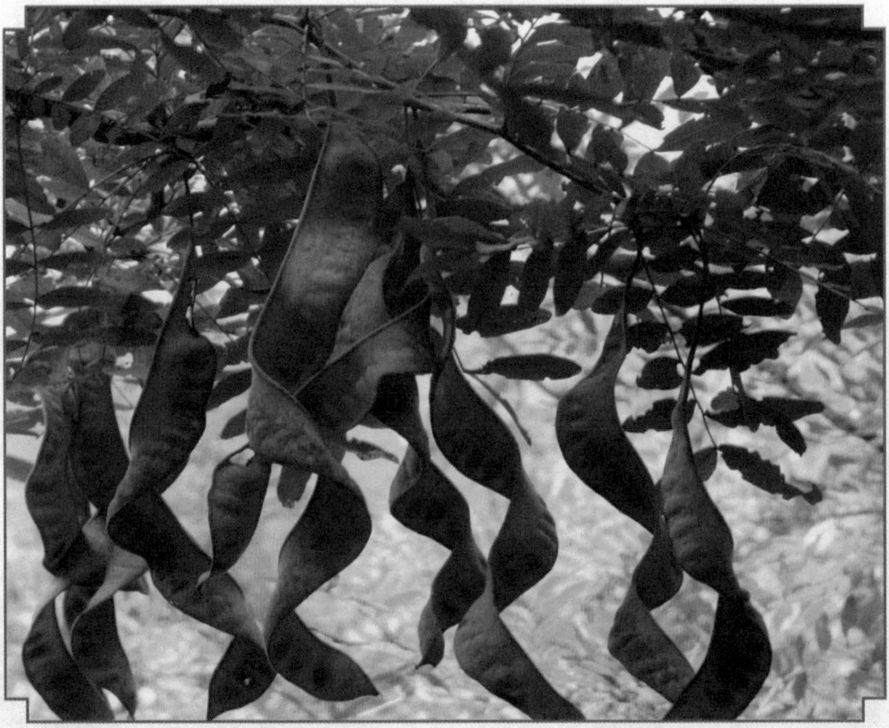

常用单方

【方一】大皂角适量

【用法】用大皂角炒，研末，入醋收膏，贴敷患侧口角。

【功能主治】祛风通络，主治面神经炎，表现为病侧面部表情肌瘫痪、额纹消失、眉低口垂、眼睑扩大、目不能闭，有泪溢、食滞、流涎、漏气等症状。

【方二】皂角籽 100 个

【用法】取上药，加红糖 6 克、陈醋 500 克，放入砂锅内浸泡 7 日后，将砂锅上火熬干，皂角籽微黄时研为细粉，分为 20 包，每日 1 次，每次 1 包，煎汤冲服。

【功能主治】主治淋巴结核，表现为淋巴结肿大。

【方三】皂角粉少许

【用法】取上药，涂入鼻腔，待打喷嚏时，用手指堵住无异物之鼻孔，以增加压力即可。

【功能主治】通鼻窍，主治鼻腔异物，多见于小儿。

竹沥

【来源】本品为禾本科植物淡竹或青秆竹的竹竿经火烤灼而流出的淡黄色澄清液汁。

【别名】竹油、竹沥青、竹沥水、竹汁。

【处方用名】竹沥、鲜竹沥。

【用法用量】常用量：30~50克，冲服。外用：适量。

【产地】产于长江流域和南部诸省。

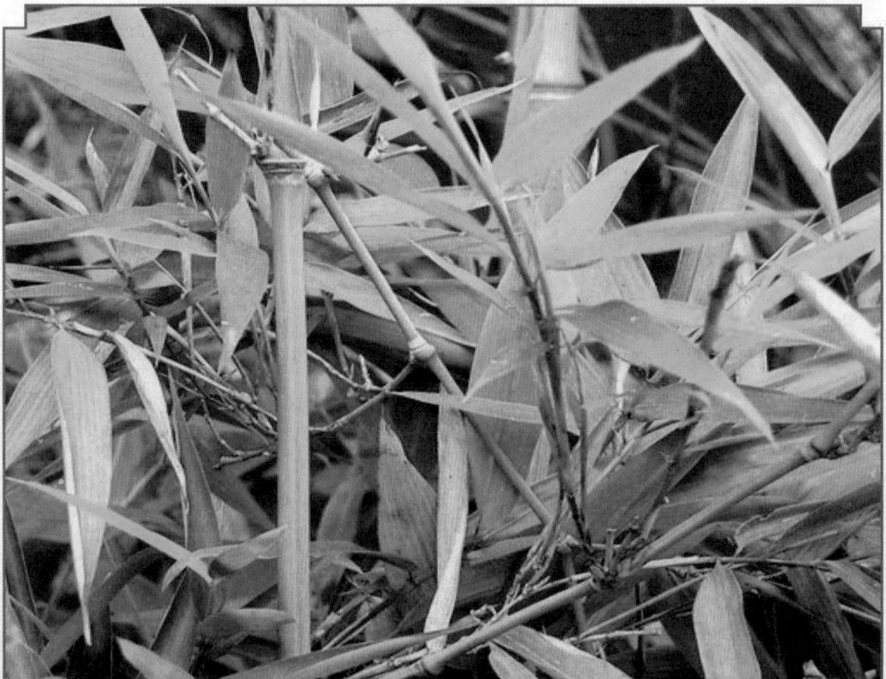

常用单方

【方一】鲜竹沥 50~200 毫升

【用法】取刚砍下之青淡竹文火（满火）炙烤，取竹沥油贮瓶待用。最好 1 日用完，天热须防变质。每次将鲜竹沥 50~200 毫升由胃管注入，每日 2~3 次，连用 2~3 日。经鼻饲后数小时，呼吸道分泌物明显减少，半天到 1 日后泡沫样稀便排出，效果更好，缺氧症状改善，高热和惊厥也易控制。

【功能主治】清热化痰，开窍定惊，主治流行性乙型脑炎，表现为发热、嗜睡、昏迷、反复抽搐、痰声漉漉等。

【方二】竹沥 50 毫升

【用法】取上药，与人乳50毫升一起炖温。1 次服，连服 2 日。

【功能主治】化痰利窍，润肺开音，主治癔病失语、多音七情内伤、肺金受伤、痰涎壅滞、水不上承、喉失濡养而致失音。女性多见，表现为突然声音嘶哑、难以言语、咳嗽、咽部查无异常。

【方三】竹沥 8 克

【用法】取上药，与鲜姜汁 2 克合在一起。1 次服之，每日 1~2 次，此用量为 3~4 岁小儿剂量，其他年龄剂量须酌情增减。

【功能主治】清肺化痰、止咳，主治百日咳，表现为阵发性咳嗽，日轻夜重，咳后有鸡鸣样回声、吐黏痰。

昆布

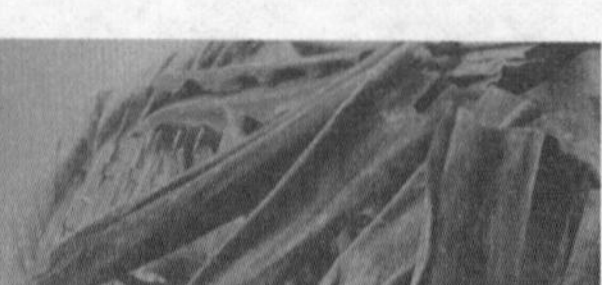

【来源】本品为昆布科植物海带及昆布的叶状体。

【别名】纶布、海昆布。

【处方用名】昆布、海带。

【用法用量】水煎服，常用量：6~12 克。

【产地】主产于山东、浙江、辽宁、福建等沿海地区。

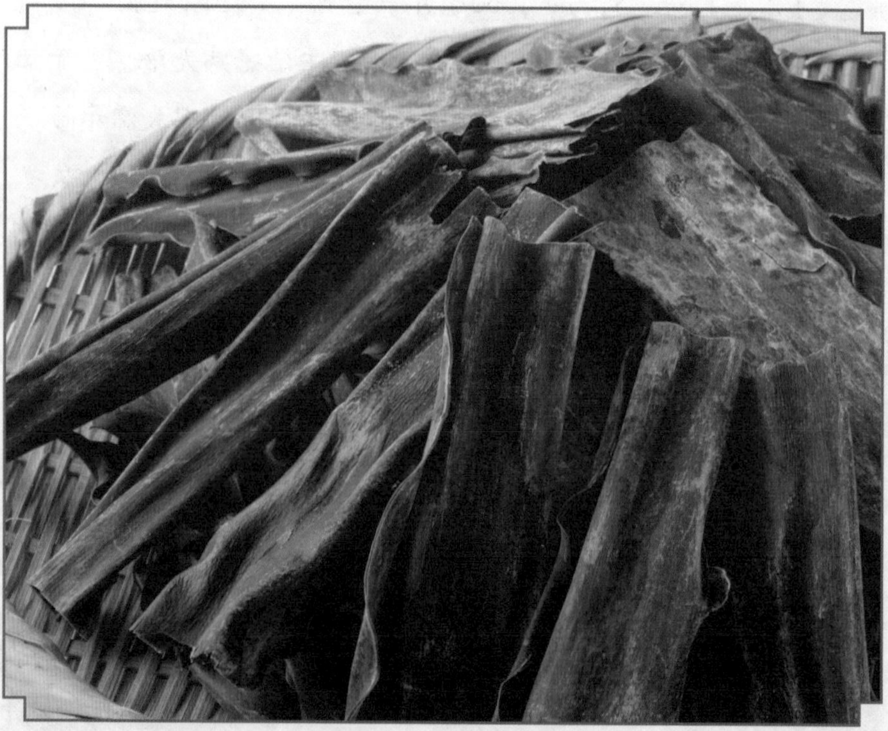

常用单方

【方一】昆布60克

【用法】取上药，温水浸泡几分钟后，放入锅中加水煮熟，取出昆布待适宜温度，拌入少许姜、葱末，加盐、醋、酱油适量。1次吃完，每日1次。

【功能主治】软坚散结、泻下通便，主治便秘，兼程度不同的腹胀、纳呆、口干口苦或口臭、心烦易怒或睡眠差、舌红苔黄或黄腻，多属湿热燥结便秘。

【方二】昆布150克

【用法】取上药，再取青头白萝卜1000克、猪肚皮肉250克、花椒20粒、食盐少许，加水炖汤，分2次服，每日1剂，连服3剂为1个疗程，服药期间忌食辛辣，每晚更换内裤，用开水烫洗，服药期间不要同房。

【功能主治】杀虫消炎，主治滴虫性阴道炎，表现为阴道分泌物增多，奇痒难忍。

【方三】海带适量

【用法】取上药，与适量紫菜一起烧汤，经常当小菜吃。

【功能主治】滋补肝肾、平肝潜阳，主治高血压。

胖大海

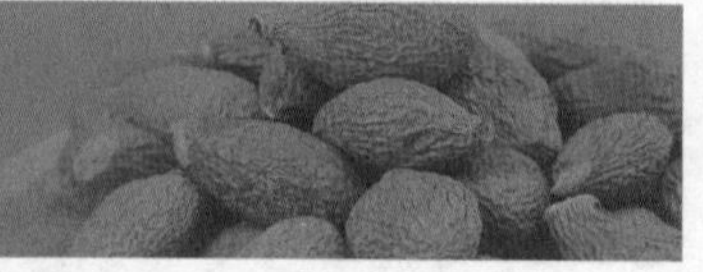

【来源】本品为梧桐科植物胖大海的成熟种子。

【别名】安南子、大洞国、大海子、大海榄。

【处方用名】胖大海、大发、安南子、大洞国、通大海。

【用法用量】内服：煎汤或开水泡，2~3 枚；或入散剂。

【产地】主产于越南、印度、马来西亚、泰国、印度尼西亚的苏门答腊等地，我国的广东、海南也有出产。

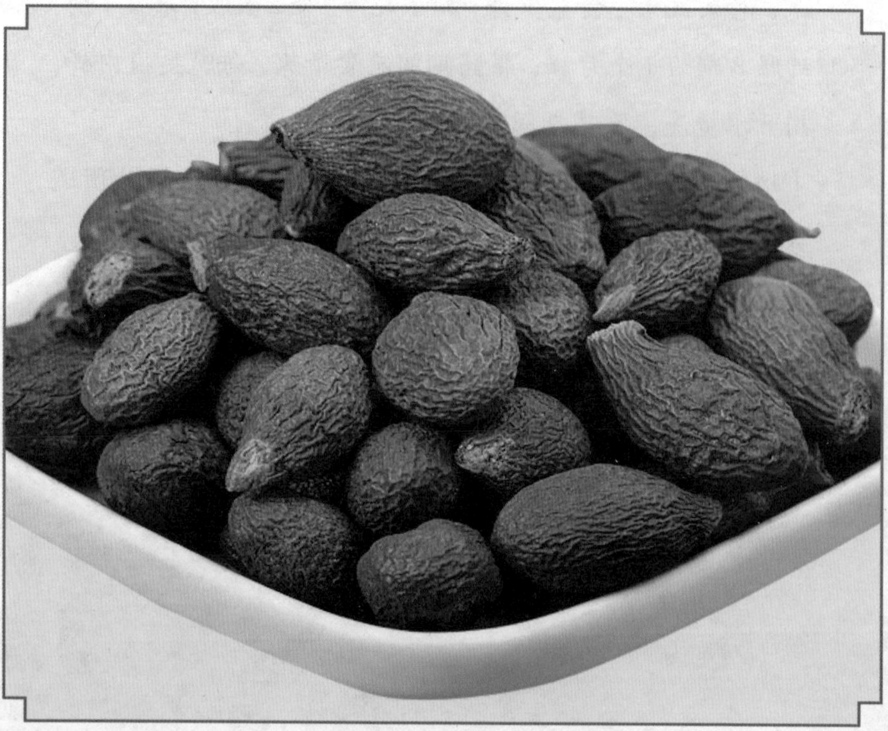

常用单方

【方一】胖大海 15 克

【用法】取上药，开水 200 毫升，将胖大海放碗中冲开，如红痢加白糖 15 克，白痢加红糖 15 克，服汁并食胖大海肉。

【功能主治】清热利湿，解毒消炎，主治痢疾。

【方二】胖大海适量

【用法】每次用胖大海 2 粒，清水洗净后用适量清水浸泡，使其充分膨胀，然后去核搅拌成烂泥状，晚睡时外敷于眼，并用纱布块适当固定即可，每晚敷 1 次，连敷 3 晚，在治疗期间停用其他疗法。

【功能主治】清火毒，凉血散血，主治红眼病。

【方三】胖大海 3 枚

【用法】取上药，泡饮。

【功能主治】宣上导下，润燥解结，泻热通便，主治婴幼儿便秘。

第十四章

平肝息风药与土单方

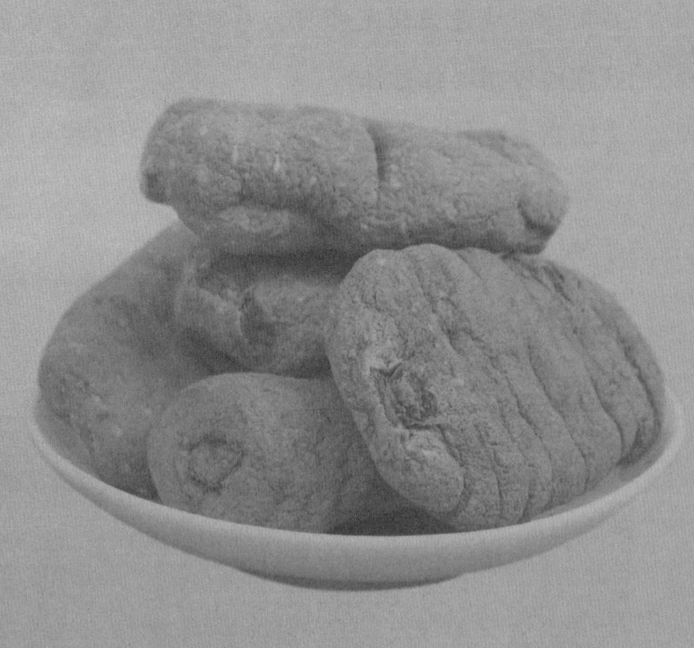

具有平降肝阳、止息肝风作用的药物，称为平肝息风药。

平肝息风药，适用于肝阳上亢、头目眩晕，以及肝风内动、惊痫抽搐等症。

临床使用平肝息风药的时候，应根据辨证施治的原则给予不同的配伍。如因热引起的，与清热泻火药同用；因风痰引起的，与化痰药同用；因阴虚引起的，与滋阴药同用；因血虚引起的，与养血药同用。本类药物性能各有不同，应区别使用。如其中有些药物药性寒凉，脾虚慢惊病患，则非所宜；而另有一些药物又偏温燥，血虚伤阴者又宜慎用。

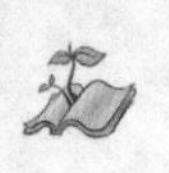

羚羊粉

【来源】本品为牛科动物赛加羚羊的角。

【别名】高鼻羚羊。

【处方用名】羚羊粉。

【用法用量】常用量：1~3 克，入煎剂，宜另煎汁冲服，也可磨汁或锉末服。

【产地】主产于新疆、甘肃、青海等地。

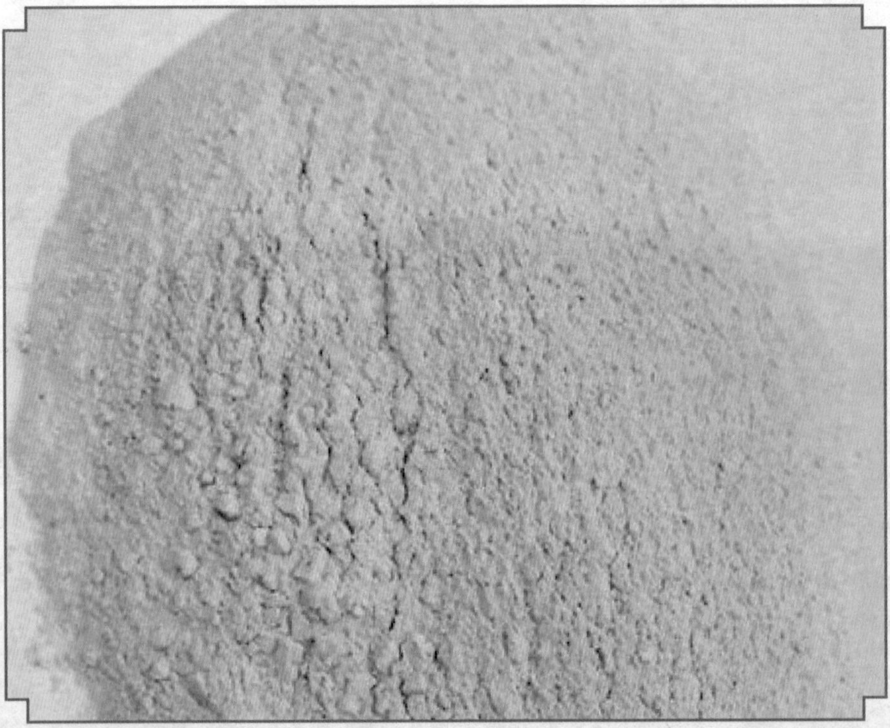

常用单方

【方一】羚羊角粉 0.1 克

【用法】取上药，冲服，每日 3 次。

【功能主治】祛风清热、平肝化痰，主治癫痫持续状态，表现为抽搐、昏迷、牙关紧闭、连续多次发作，多因外风引动内风、痰湿蒙闭清窍所致。

【方二】羚羊角粉适量

【用法】取上药，每次 0.5 克，连续服用 4 次。

【功能主治】清心泻火，主治口疮，表现为口疮舌糜、疼痛，口腔黏膜有溃疡面。

【方三】羚羊角粉适量

【用法】口服上药，每次 0.3 克，每日 2 次，28 日为 1 个疗程。

【功能主治】平肝降压，主治老年收缩期高血压。

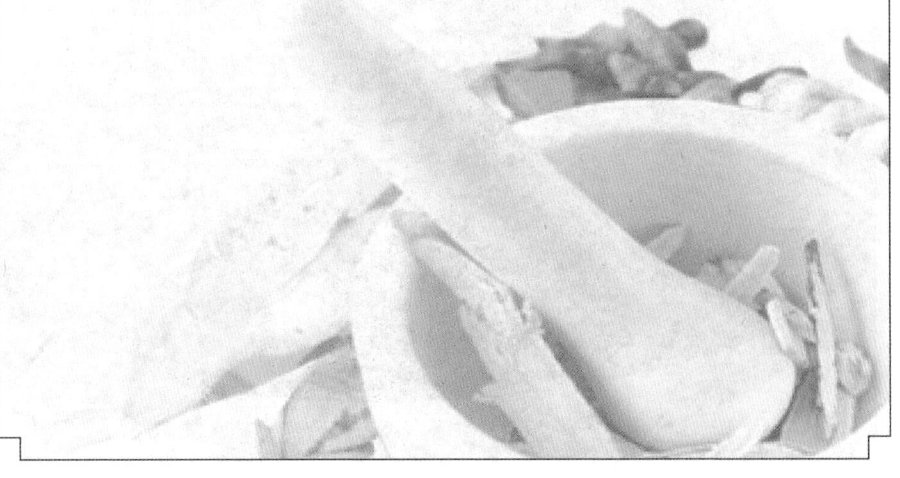

天 麻

【来源】本品为兰科多年寄生草本植物天麻的干燥块茎。

【别名】赤箭、鬼督邮、定风草。

【处方用名】天麻、明天麻。

【用法用量】常用量：3~10 克，入汤剂。也可研末吞服，每次 1~1.5 克。

【产地】主产于四川、云南、贵州，广布于我国南北各地。

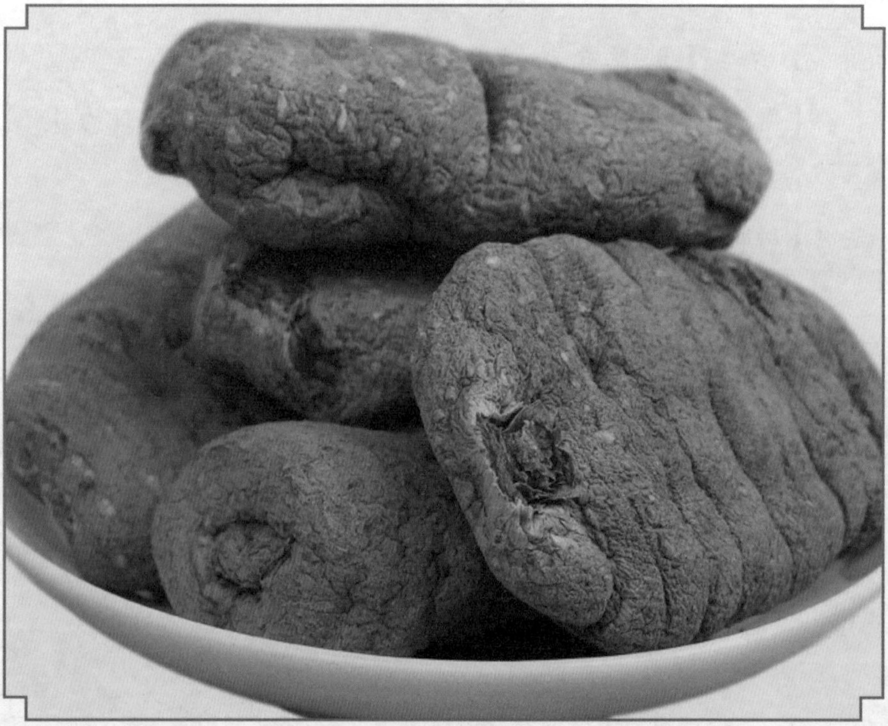

常用单方

【方一】天麻茎50克

【用法】取上药，水煎服。

【功能主治】平肝降压，主治高血压。

【方二】天麻9克

【用法】取上药，为末。鸭蛋1个，放盐水中浸泡7日后取出，开一个小孔，倒出适量（相当于天麻的容积）蛋清，把天麻末装入蛋内，麦面和饼密封鸭蛋，置火中煨熟，每晨空腹服1个。

【功能主治】软化肉瘤、散结止痛，主治骨肉瘤。

【方三】天麻素注射液

【用法】用天麻素注射液600毫克，加入5%葡萄糖注射液500毫升中，静脉滴注，每日1次，7日为1个疗程，连用2个疗程。

【功能主治】息风平肝，主治眩晕。

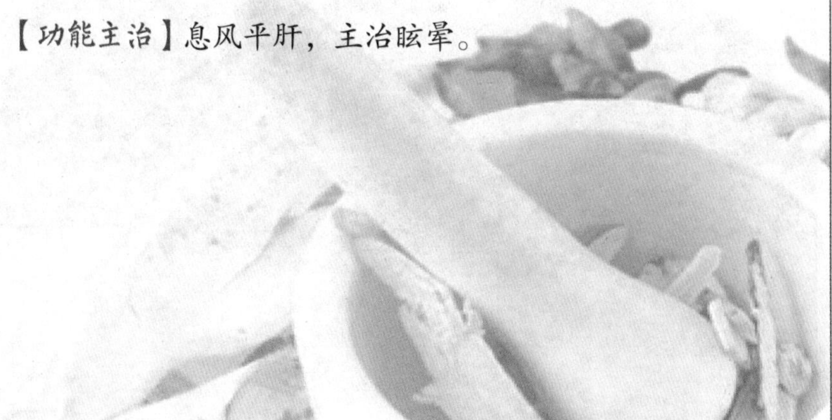

刺蒺藜

【来源】本品为蒺藜科植物蒺藜的干燥成熟果实。

【别名】蒺藜子、硬蒺藜、三角蒺藜。

【处方用名】刺蒺藜、白蒺藜、蒺藜。

【用法用量】常用量：6~10 克，入汤剂；外用：适量，气血虚者及孕妇慎用。

【产地】主产于河南、河北、山东、安徽、江苏、四川、山西、陕西等地。

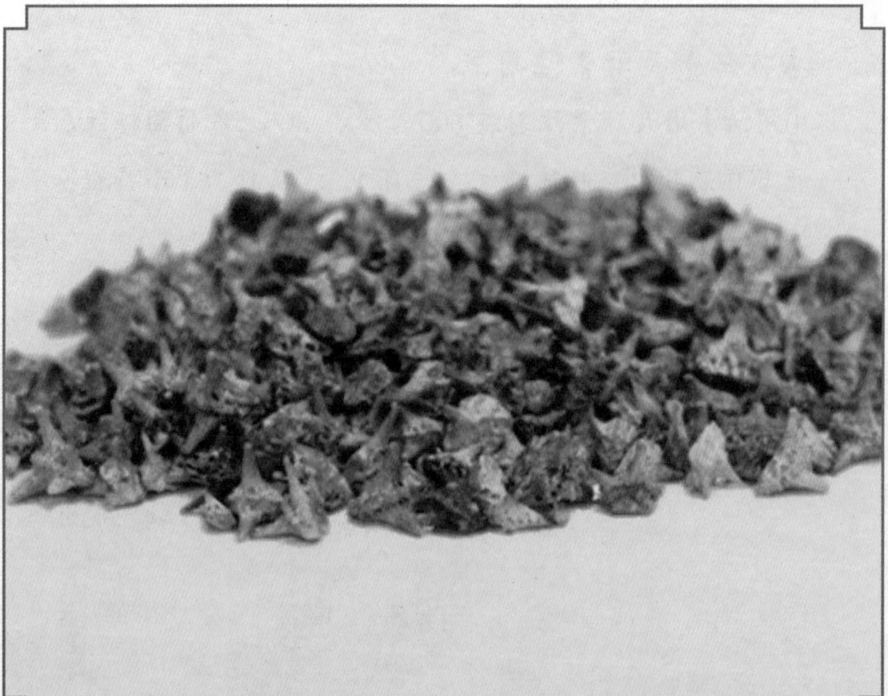

常用单方

【方一】白蒺藜适量

【用法】取上药，为末。每次9克，空腹食前温酒调下。

【功能主治】祛湿通络，主治腰痛。

【方二】白蒺藜5000克

【用法】取上药，水煎2次，浓缩至10∶1浸膏，再按1∶4加糖干燥成颗粒，每包30克。每日2次，每次半包，温开水冲服。

【功能主治】平肝泻火、祛风活血，主治白癜风。

【方三】刺蒺藜30~60克

【用法】取上药，加水煎至500毫升。温洗双下肢膝以下，同时搓揉足底、足背及腓肠肌，每次20分钟，早晚各1次。

【功能主治】温经通络、健脾止泻，主治小儿秋季腹泻。

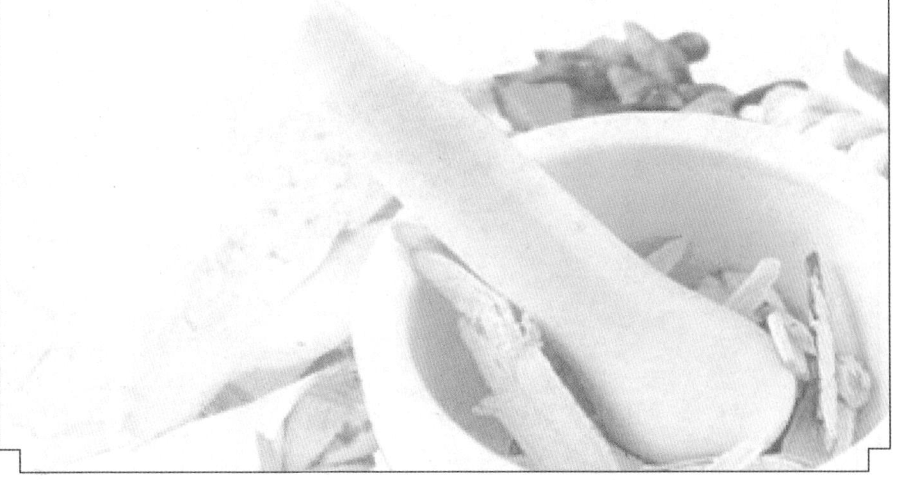

全蝎

【来源】本品为钳蝎科动物东亚钳蝎的干燥体。

【别名】蝎子、茯背虫、单用尾、名为蝎尾。

【处方用名】全蝎、全虫。

【用法用量】常用量：2~5克，入汤剂；若研末吞服，每次0.6~1克。外用：适量，血虚生风者及孕妇慎用。

【产地】产于我国各地，长江以北较多。

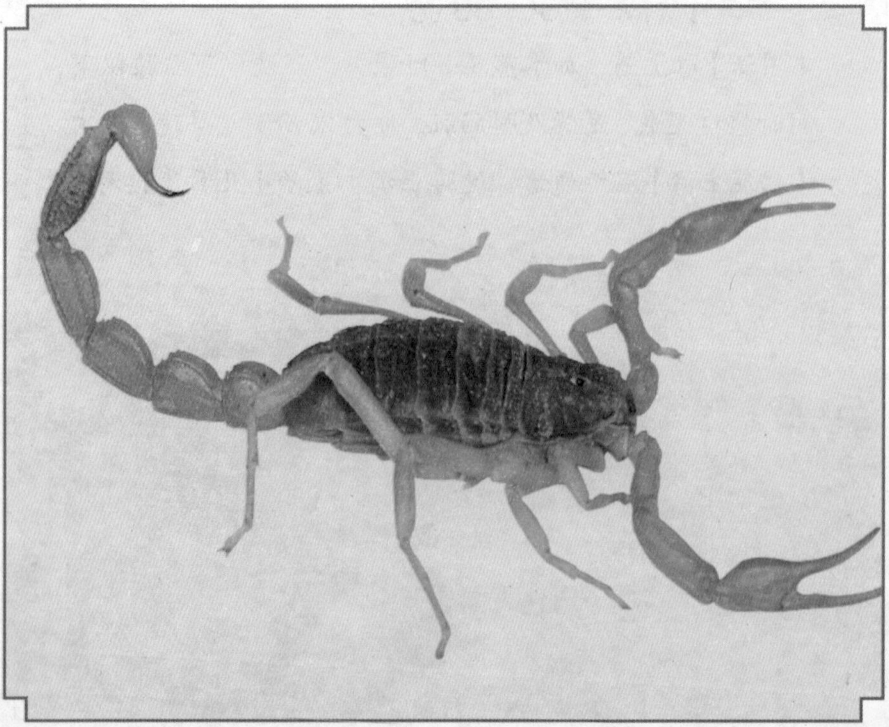

常用单方

【方一】全蝎1只

【用法】将1枚鲜鸡蛋破一缺口，放入上药（将鲜活蝎在盐水内浸6~8小时，然后再用盐水煮阴干即可），立刻用厚实草纸包裹4~5层，埋入木炭中烧熟。去蛋壳连同全蝎一起食用，每日早、午、晚饭前各服1枚，连服30日为1个疗程，两个疗程间停服3~5日。

【方二】全蝎适量

【用法】取上药，用香油炸至深黄色，研为细末。1次2.5克，每日2次，开水冲服。

【功能主治】散寒通络，主治类风湿性关节炎。

【方三】全蝎6克

【用法】取上药，研细末，分3包，睡前白开水送服。

【功能主治】消肿止痛，主治乳房痛。

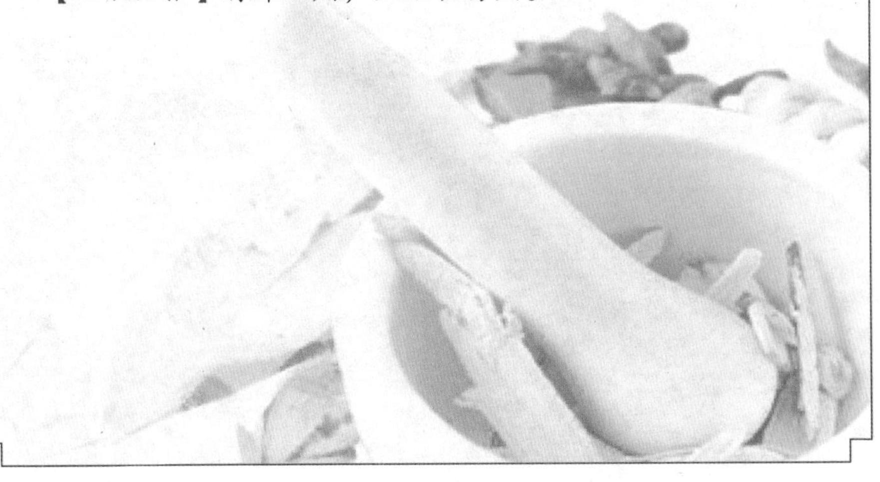

第十五章

安神药与土单方

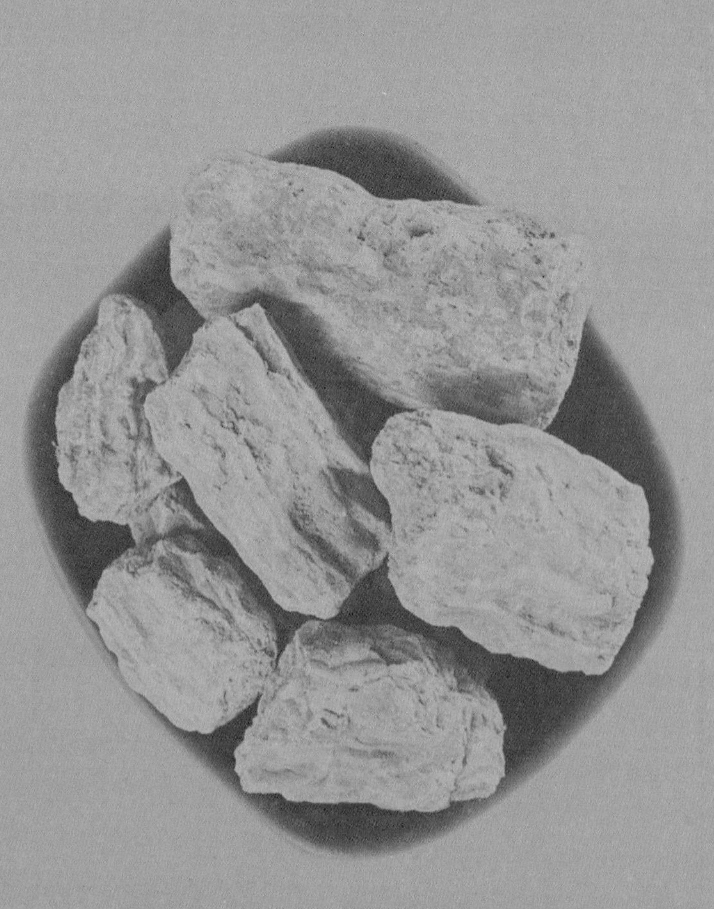

以镇静安神为其主要功效的药物，称为安神药。

安神药分为两类：属于质重的矿石药及介类药，取重则能镇的作用，为重镇安神药，多用于实症；属于植物药而取其养心滋肝的作用，为养心安神药，适用于虚症。本章所介绍的药物适用于阳气躁动、心悸、失眠、惊痫、狂妄、烦躁易怒等。如因邪热炽盛，须合清热降火药；肝阳上越，须配平肝潜阳药；对于心血或肝阴不足，须配滋阴补血药同用。

磁石

【来源】本品为氧化物类矿物尖晶石族磁铁矿，主含四氧化三铁（Fe_3O_4）。

【别名】活磁石、灵磁石、磁铁石、吸铁石、戏铁石。

【处方用名】磁石、灵磁石、煅磁石。

【用法用量】水煎服，9~30 克，先煎。

【产地】主产于河北、山东、辽宁、江苏、安徽、广东等地。

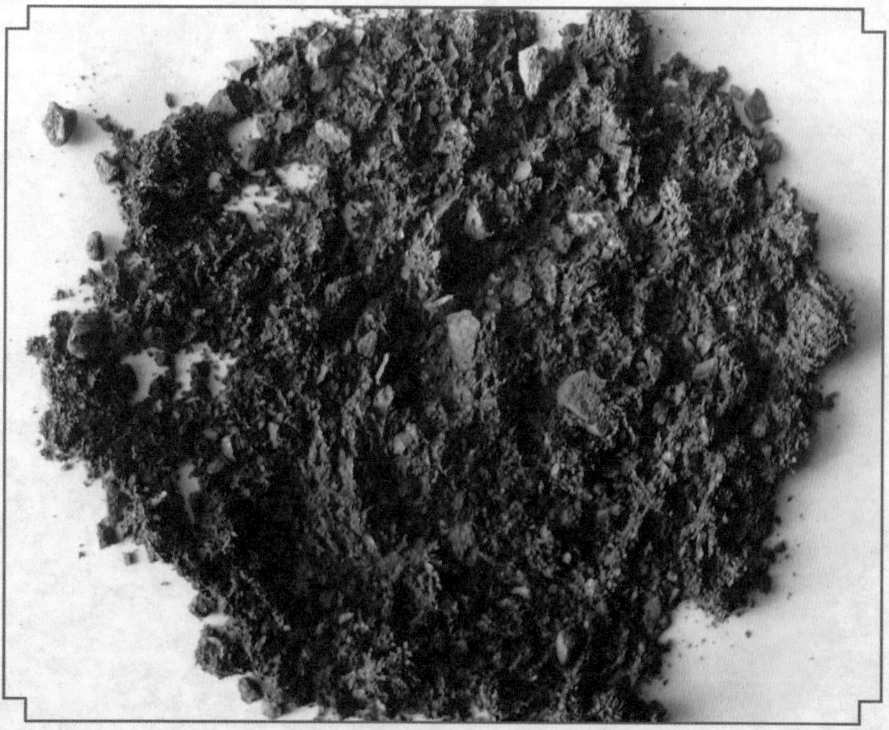

常用单方

【方一】磁石 1500 克

【用法】取上药，研末，浸入 15000 毫升清酒中，浸 10 余日。每次服 150 毫升，日 3 次夜 1 次。

【功能主治】补肾平肝，主治肝肾阴亏、性欲低下。

【方二】磁石 2500 克

【用法】取上药，研细末，白酒 1500 毫升，浸泡 1 个月。每日 3 次。

【功能主治】补肾壮阳，主治阳痿、早泄。

【方三】磁石 30~60 克

【用法】取上药，捣碎，于砂锅内煎煮 1 小时，滤汁去渣。猪肾 1 只，去臊泉，洗净切细入锅。再加粳米 100 克，生姜、大葱各少许，同煮成粥。早晚食之。

【功能主治】养肾益精，主治肾虚遗精。

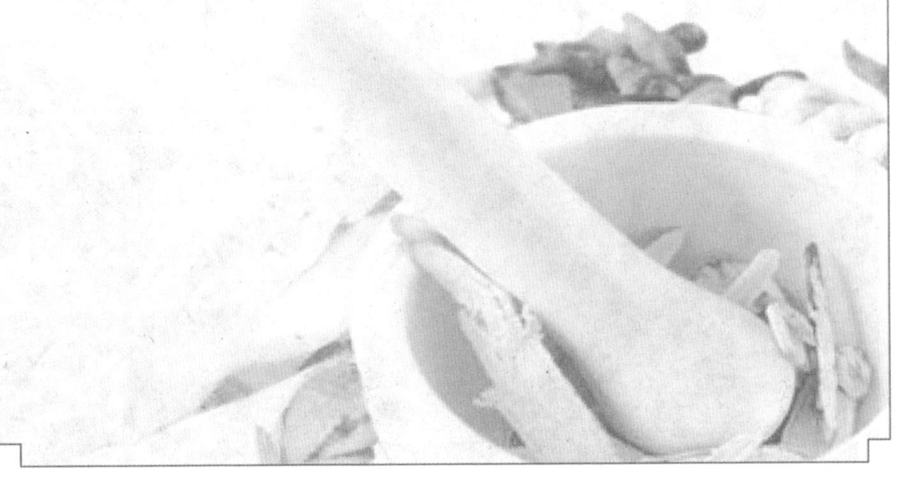

龙 骨

【来源】本品为古代哺乳动物如三趾马、犀类、鹿类、牛类、象类等的骨骼化石。

【别名】花龙骨。

【处方用名】龙骨。

【用法用量】入汤剂，常用量：15~30 克，宜先煎。

【产地】产于山西、内蒙古、陕西、河北、甘肃、湖北等地。

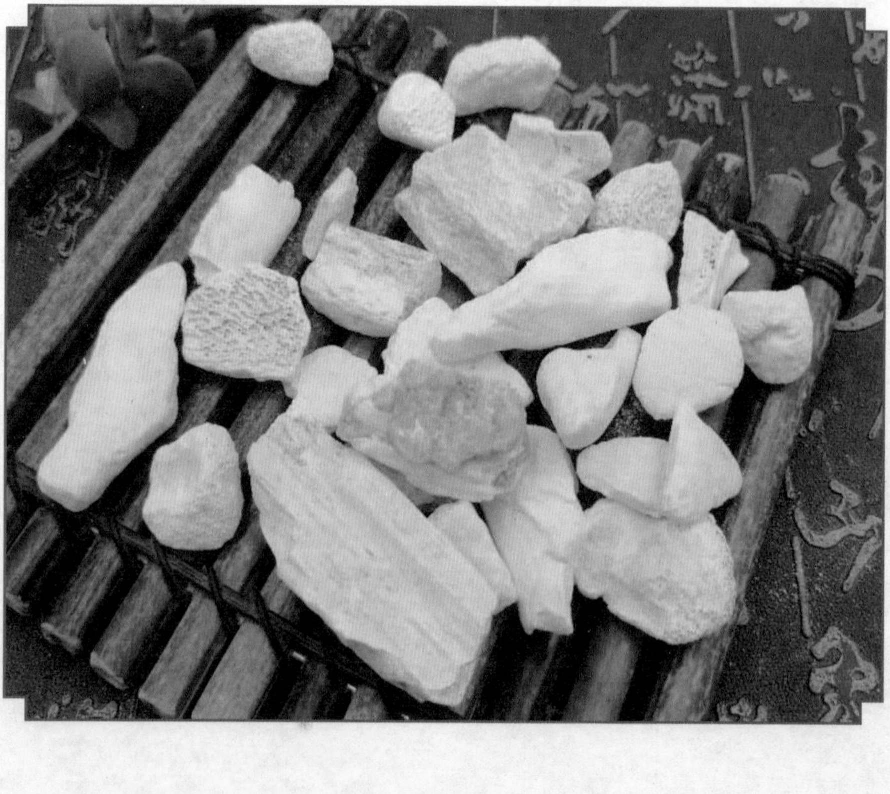

常用单方

【方一】煅龙骨 30 克

【用法】取上药，捣碎，入砂锅内加水 200 毫升，煎 1 小时，去渣取汁，再加水 600 毫升，糯米 100 克，红糖适量，煮成稀稠粥。早晚空腹温食之。

【功能主治】镇静潜阳、收涩止遗，主治遗精。

【方二】龙骨适量

【用法】取上药 30 克水煎取汁煮荷包鸡蛋（3 岁以下每次 1 个，3 岁以上每次 2 个），每晚 1 次。第 2 次取龙骨 30 克，加入第 1 次煮后之龙骨中同煎，如此逐日加入，常在 3~6 次收效。

【功能主治】固涩止精，主治遗尿症。

【方三】龙骨粉适量（生、煅均可）

【用法】取上药。令患者仰头，术者卷一个一端粗一端细的纸筒，在粗的一端放龙骨粉少许，并将其置于患者鼻孔处，用力将药粉吹入鼻孔。

【功能主治】收涩止血，主治鼻出血。

琥 珀

【来源】本品为古代松科植物的树脂埋藏地下，经年久而成的碳氢化合物。商品分为两种，从地下挖出的称“琥珀”，从煤中选出的称“煤珀”。

【别名】红琥珀、血琥珀、血珀、白珀、光珀。

【处方用名】琥珀。

【用法用量】研末冲服，常用量：1.5~3 克。

【产地】主产于福建、贵州、广西及云南，次产于河南。

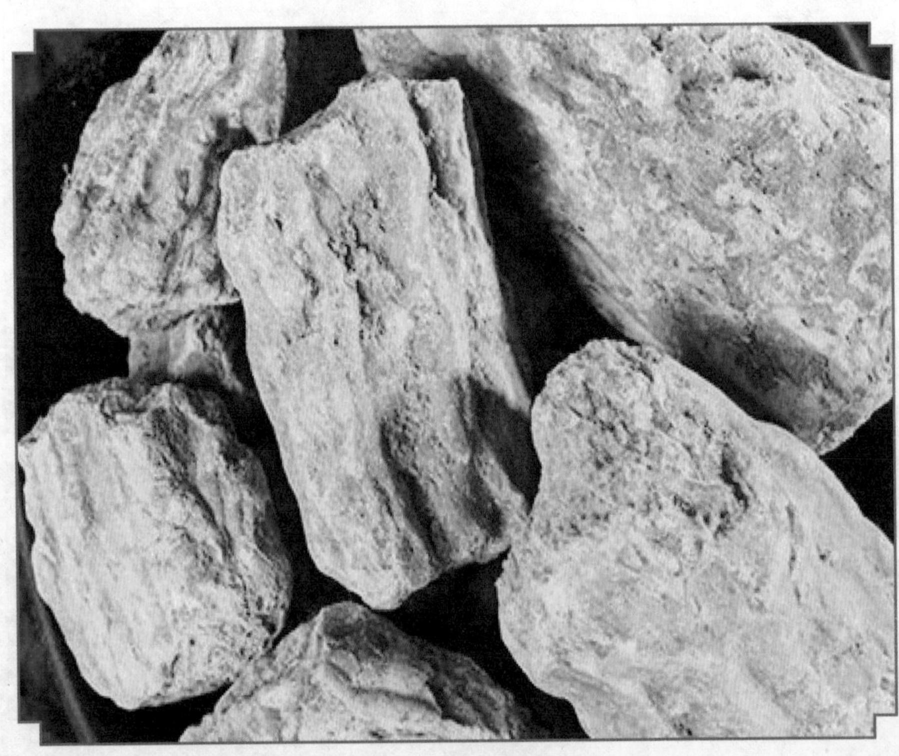

常用单方

【方一】琥珀 0.6 克

【用法】取上药，研为粉末。1 次口服，每日 3 次，用温开水冲服。

【功能主治】活血止血，主治血尿。

【方二】琥珀粉 6 克

【用法】取上药，用葱白 30 克煎汤送服琥珀粉，早晚各 1 次。

【功能主治】消炎散瘀，主治前列腺增生症。

【方三】琥珀粉 6 克

【用法】取上药，将鸭蛋 1 个打一小孔，倒出少许蛋清，装入琥珀粉，封孔，微火煨熟。早晚 2 次分服；煨鸭蛋壳研末，植物油调敷患处。

【功能主治】活血散结，主治瘰疬，病程长且顽固者。

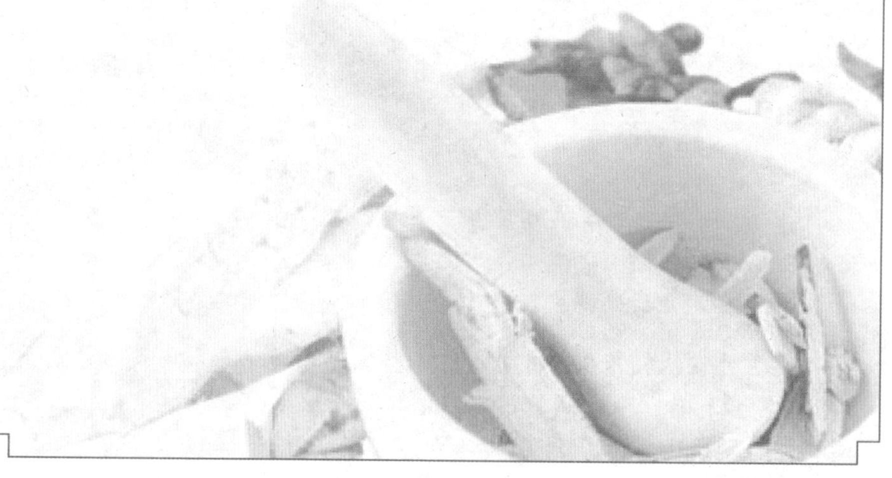

第十六章

补气药与土单方

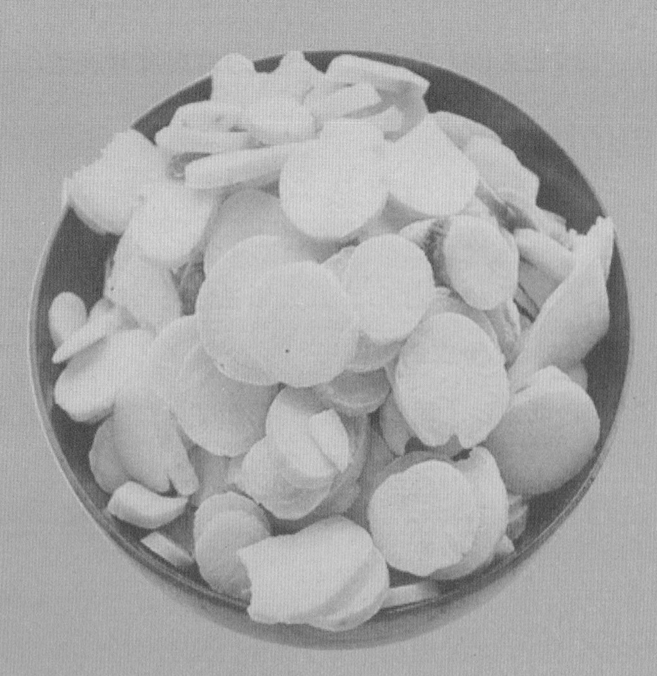

具有补虚扶弱作用，用于治疗人体虚损不足的药物，称为补虚药，又可叫作补益药。

补虚药在临床应用上，主要用于两个方面，一个方面是增强机体的抗病能力，可配合祛邪的药物，用于邪盛正虚的病人，以达到扶正祛邪的目的，从而战胜疾病；另一个方面是用于久病体虚的病人，能增强体质，消除衰弱的症状，辅助提高机体的康复能力，使之能早日恢复健康，重新走上工作岗位，从事生产劳动。因此，补虚药在临床上的应用，是具有积极意义的，而绝不是消极地用于“延年益寿”，身体健康、机体活动能力正常的人，无须服用这类药物。

黄芪

【来源】本品为豆科多年生草本植物黄芪和内蒙古黄芪的根。

【别名】黄耆、百木、艾草、黄耆、北芪、黄七、口芪、绵芪。

【处方用名】生黄芪、绵黄芪、北口芪（生用，多用于固表、托疮、利水、利痹等）、炙黄芪（蜜炙用，用于补气健脾）、清炙黄芪（用麸皮拌炒至微黄色，用于补气）。

【用法用量】水煎服，常用量：10~15克，大剂量可用到30~60克；亦可入丸、散剂，熬膏服用，或切片与鸡、鸭、鸽子、猪蹄等食物炖服。外用：适量。

【产地】主产于山西、甘肃、黑龙江、内蒙古等地。

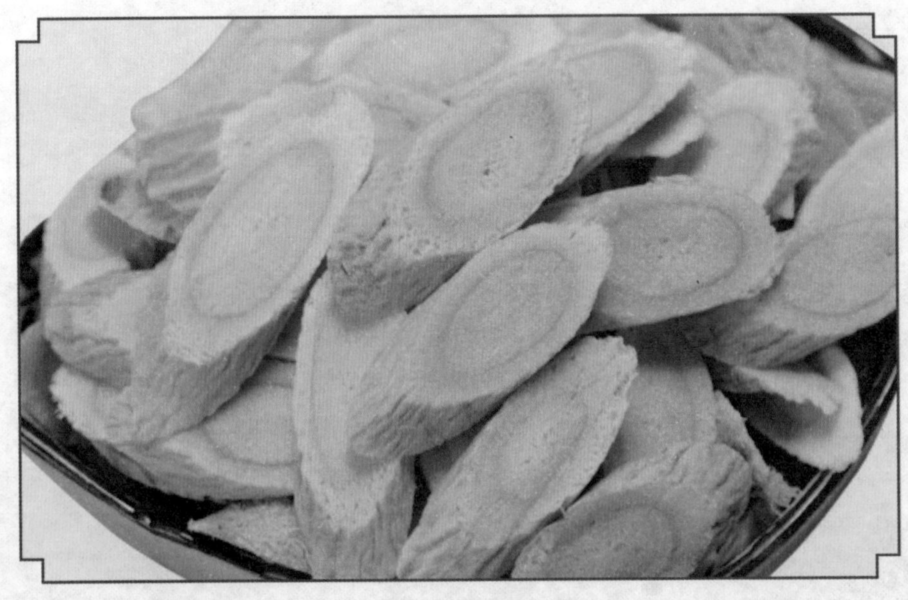

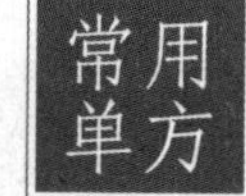

【方一】黄芪 15 克

【用法】取上药，水煎。口服，隔日 1 剂，10 日为 1 个疗程，停药 5 日后再行第 2 个疗程。

【功能主治】益气固表，可预防感冒，适合体虚自汗、平日经常容易感冒的人。

【方二】黄芪 100 克

【用法】取上药，加水 3000 毫升，煎至 1000 毫升，取上清液加适量防腐剂，备用。用时每侧鼻孔滴 3~4 滴，揉鼻使药液分布均匀，每日 2 次。

【功能主治】益气固表，可预防感冒，适合平日经常容易感冒者。

【方三】黄芪 30 克

【用法】取上药，水煎。口服，每日 3 次，连服 60 日。

【功能主治】益气养心，主治病毒性心肌炎并发室性早搏。

白 术

【来源】本品为菊科多年生草本植物白术的根茎。

【别名】山蓟、乞力伽、于术、山蓟、山姜、山精、山连、冬术、烘术、扣子术。

【处方用名】生白术、炒白术、焦白术、制白术。

【用法用量】水煎服，常用量：5~15 克。生用或炒用，也可入丸、散剂，或熬膏服食及泡酒常饮。外用：适量。

【产地】主产于浙江、湖北、湖南、江西、福建等地。

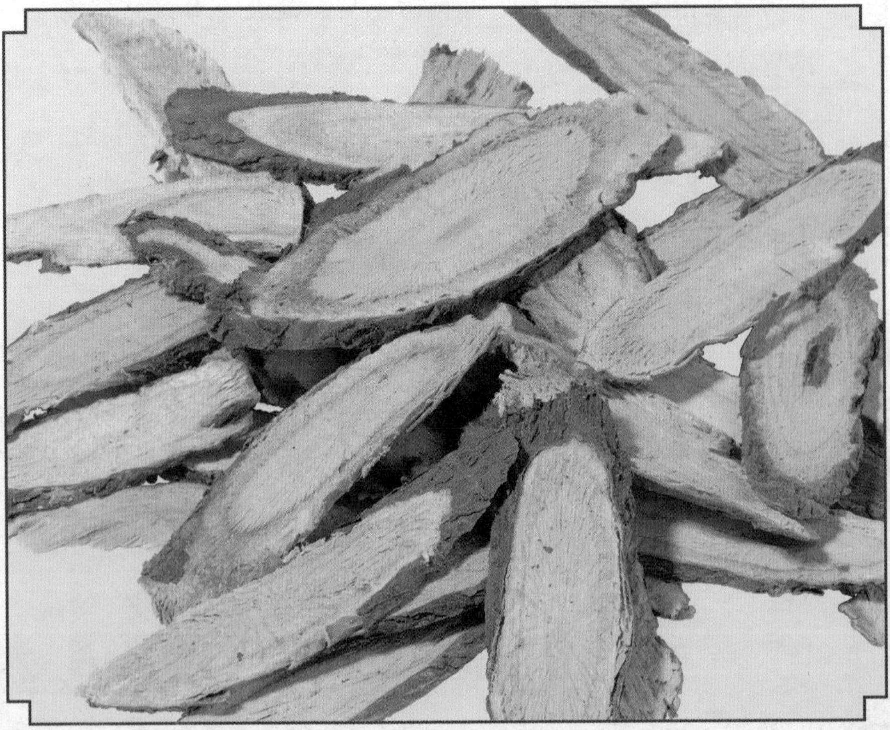

常用单方

【方一】生白术适量

【用法】每日取上药60克，水煎取汁，分早晚2次服。或用生白术300克，粉碎成极细末，每次服10克，每日3次，开水调服。

【功能主治】益气通便，主治便秘。对妇科、外科手术后便秘也有效。

【方二】白术30克

【用法】取上药，水煎。口服，早晚各1次，每日1剂。

【功能主治】益气升白，主治白细胞减少症。

【方三】焦白术30克

【用法】取上药，研末。加水300毫升，煎取100毫升，纱布过滤。取40毫升做保留灌肠，每日1次。

【功能主治】健脾、燥湿、止泻，主治婴幼儿腹泻，症见大便溏薄，夹有不消化食物，甚则水泻，可伴腹痛啼哭、不思饮食、小便短少等。

甘 草

【来源】本品为豆科多年生草本植物甘草的根或根状茎。

【别名】蜜甘、美草、蜜草、甜草、粉革、国老。

【处方用名】生甘草、生草、粉甘草、炙甘草、炙草、清炙草。

【用法用量】水煎服，常用量：2~10 克；研粉或煎膏均可。外用：适量。

【产地】主产于内蒙古、山西、甘肃、新疆等地。

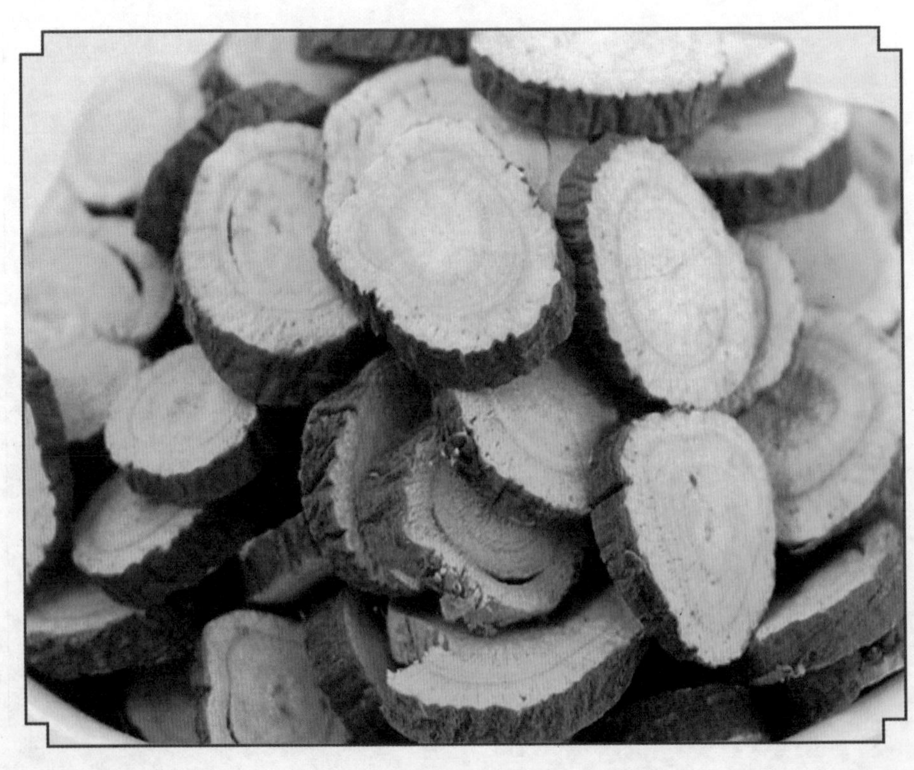

常用单方

【方一】甘草适量

【用法】每次取甘草 18 克，加水煎至 150 毫升。每日 3 次，口服。亦可用其流浸膏，每次服 10~15 毫升，加水至 60 毫升，每日 3 次服。

【功能主治】抑菌镇咳，主治肺结核。

【方二】甘草适量

【用法】取上药，洗净焙干，研为细粉。每次 3~5 克，每日 3 次，口服，连服 3~4 周。亦可将其制成流浸膏，每次服 15 毫升，每日 4 次，连服 6 周。

【功能主治】生肌愈疡，主治消化性溃疡。

【方三】生甘草 2~3 克

【用法】取上药，放入 15~20 毫升开水中泡服，每日 1 次，一般连服 7~15 日。

【功能主治】益气通便，主治便秘。

绞股蓝

【来源】本品为葫芦科多年生草本植物绞股蓝的根茎或全草。

【别名】小苦药、甘茶蔓、七叶胆、五叶参等。

【处方用名】绞股蓝。

【用法用量】水煎服，常用量：15~30 克；研末吞服，每次 3~6 克；亦可泡茶服。外用：适量。

【产地】分布于我国长江以南的许多地方。

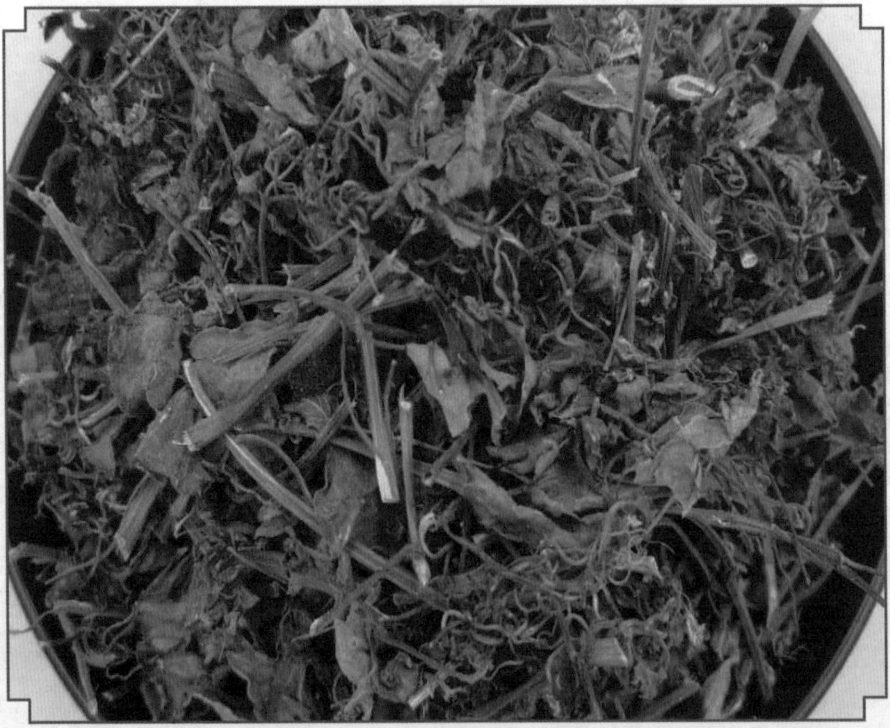

常用单方

【方一】七叶胆全草 100 克

【用法】取上药，焙干，研为细末，装入胶囊，每粒重 5 克。口服，每次 2.5~3 克，每日 3 次，10 日为 1 个疗程。

【功能主治】祛痰止咳，主治慢性支气管炎属痰湿化热型。

【方二】绞股蓝 15 克

【用法】取上药，放入大号茶杯中，用沸水冲泡。加盖焖 10 分钟后开始饮用，一般可冲泡 3~5 次，当日饮完，每日 1 剂。

【功能主治】保健，抗疲劳，主治疲劳乏力、高脂血症、心脑血管疾病等。

【方三】新鲜绞股蓝头部嫩叶 30~90 克

【用法】视皮损范围取上药，放于双手掌面中间，合拢双手用力揉搓，直至用两手指对捏浸汁为宜。而后用纱布包裹，使液汁从布缝中浸出，再用力反复涂擦患部，每日 3~5 次，一般 5~7 日即可痊愈。

【功能主治】除湿解毒，主治手足癣。

当归

【来源】本品为伞形科多年生草本植物当归的根。

【别名】西归、秦归、太芹、干归、干白、文无。

【处方用名】当归、全当归、西当归、酒当归。

【用法用量】水煎服，常用量：5~15克；可入丸、散；亦可熬膏应用。外用：适量。

【产地】主产于甘肃省东南部的岷县（秦州）。

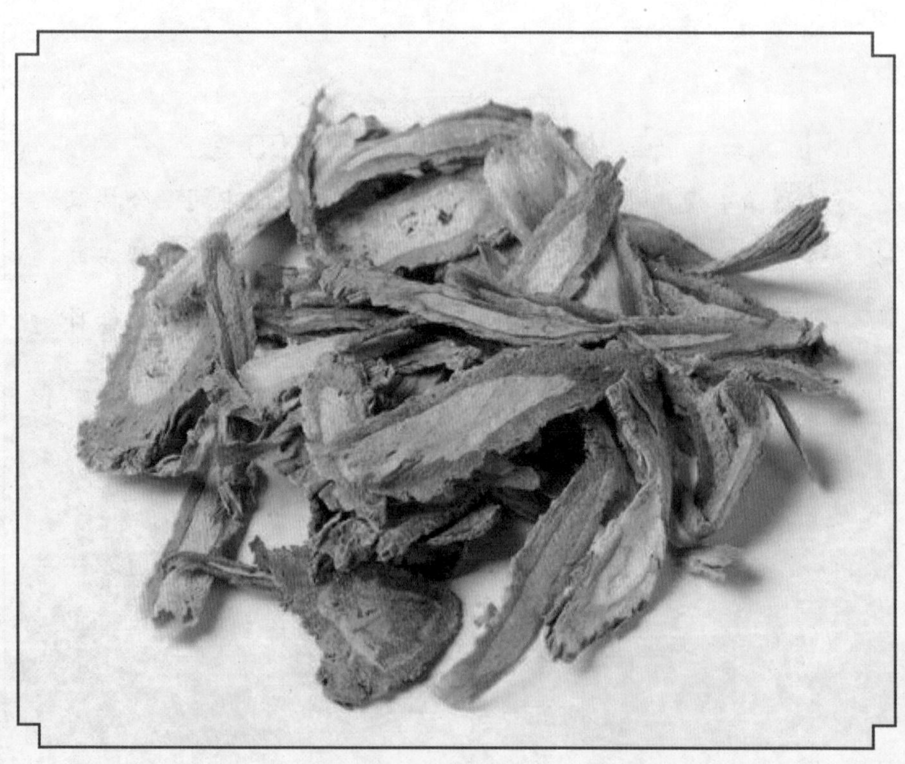

常用单方

【方一】生当归 100 克

【用法】取上药，烘干，研为细粉，备用。每次 4.5 克，每日 3 次，吞服。服药期间一般不禁食，可半流质饮食。出血量多、血压下降者可适当补液。

【功能主治】补血止血，主治上消化道出血（除外食道静脉破裂出血）。

【方二】当归 50 克

【用法】取上药，加适量水煎煮 2 次，合并煎煮液得 1000 毫升，过滤后备用。面部美容：洗净面部后，用脱脂棉蘸少许当归液，在面部色素沉着的地方不断涂擦，使皮肤吸收当归液中的有效成分，达到治疗色素性皮肤病的效果。护发：洗头毕，在双手上倒少许当归液反复搓揉头发和头部，使其达到护发效果。

【功能主治】祛斑美容、养血护发，主治面部色素性皮肤病、头发枯黄无泽。

熟地黄

【来源】本品为玄参科多年生草本植物怀庆地黄或地黄的根茎。

【别名】熟地、伏地。

【处方用名】熟地、大熟地（蒸制用）。熟地炭（熟地炒焦后应用，主要用于止血）。砂仁拌熟地（用砂仁拌用，主要减少其滋腻碍胃之性）。

【用法用量】常用量：10~30克，也可做丸、散、膏、酒剂等。外用：适量。

【产地】主产于河南、河北、内蒙古及东北地区。

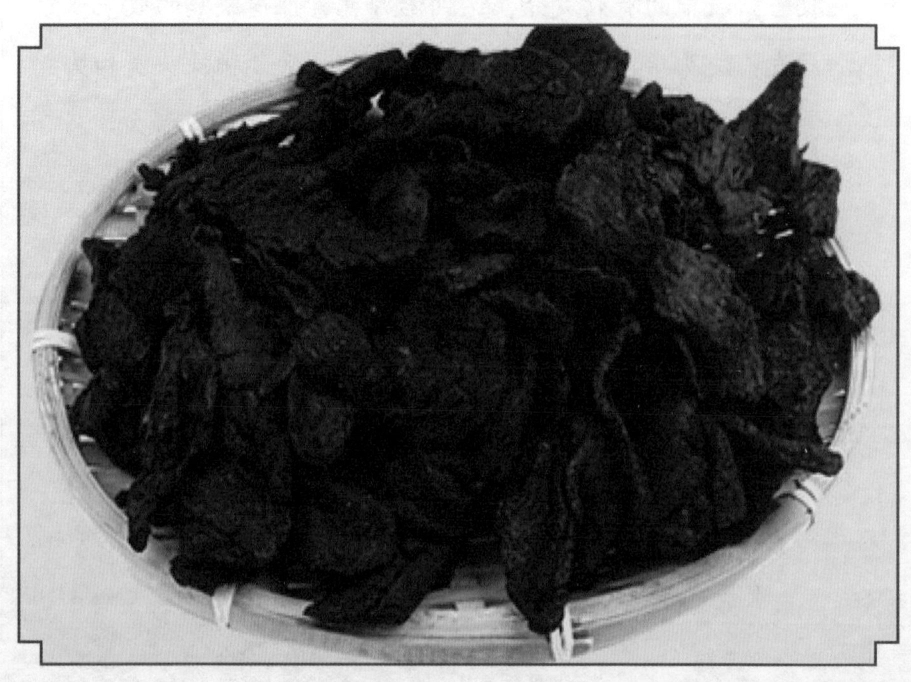

常用单方

【方一】熟地 30~50 克

【用法】取上药水煎。口服，每日 1 剂，连服 2 周。

【功能主治】补益肝肾、降低血压，主治高血压病，症见头晕目眩、耳鸣腰酸者。

【方二】熟地适量

【用法】取上药，洗净切片，每片约 2 厘米厚，4 片即够用。用时叫病人平卧或头向后仰，将熟地片贴在眼睛上，2 分钟左右轮换 1 次，可重复使用。

【功能主治】补益肝肾、明目止痛，主治电光性眼炎。

【方三】熟地 60 克

【用法】取上药，煎取药汁。再用粳米 100 克，加水如常法煮粥，煮沸后加入地黄汁和生姜 2 片，煮成稀粥食用，每日 1 剂。

【功能主治】养生延寿，主治老年人肝肾两亏、阴血不足、头晕目眩、腰膝酸软、两耳听力减退、过早衰老等症。

白芍

【来源】本品为毛茛科多年生草本植物芍药的根。

【处方用名】炒白芍、生白芍、杭芍。

【用法用量】水煎服，常用量：5~15 克，大剂量可用到 15~30 克。

【产地】主产于浙江、安徽、四川、山东等地。

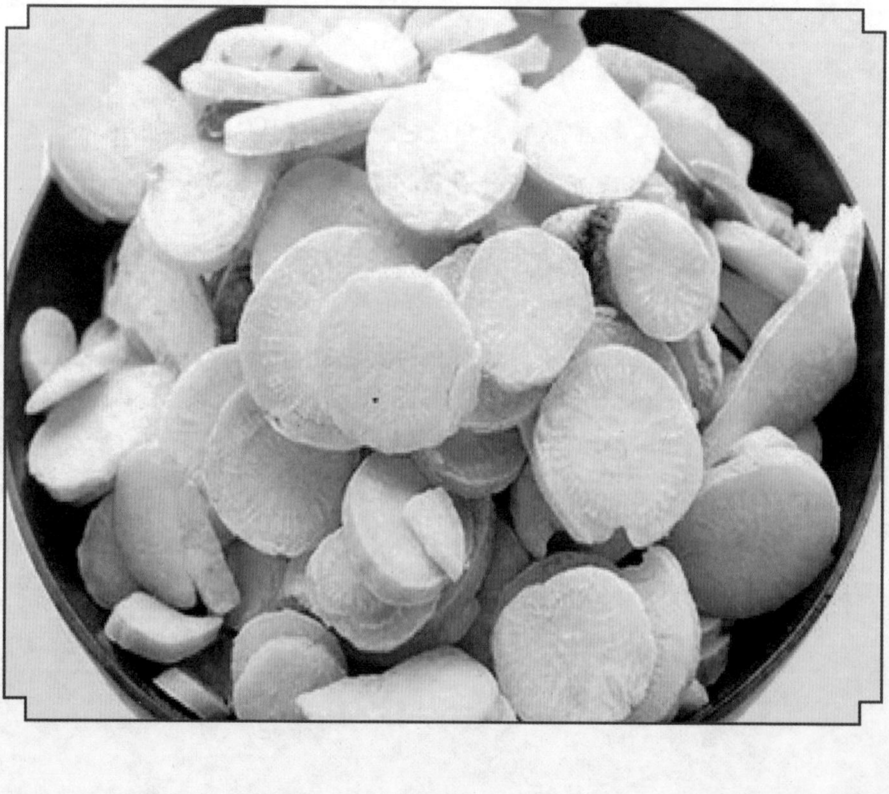

常用单方

【方一】白芍适量

【用法】取上药与甘草按2：1的剂量混合，共为细末。每次以30克细末加开水100~150毫升，煮沸3~5分钟。澄清后温服，每日1~2次。一般药后30~120分钟即可显效。

【功能主治】解痉平喘，主治支气管哮喘。

【方二】生白芍24~40克

【用法】取上药，加生甘草10~15克水煎。口服，每日1剂。

【功能主治】润肠通便，主治习惯性便秘。对燥热、气滞、阴血虚之肠燥便秘尤宜。

【方三】白芍15克

【用法】取上药，和炙甘草15克一起，加水3杯，煎成1杯。分2次服。日暮1杯，2小时后再喝1杯。

【功能主治】养血柔肝、息风止痉，主治不安腿综合征。

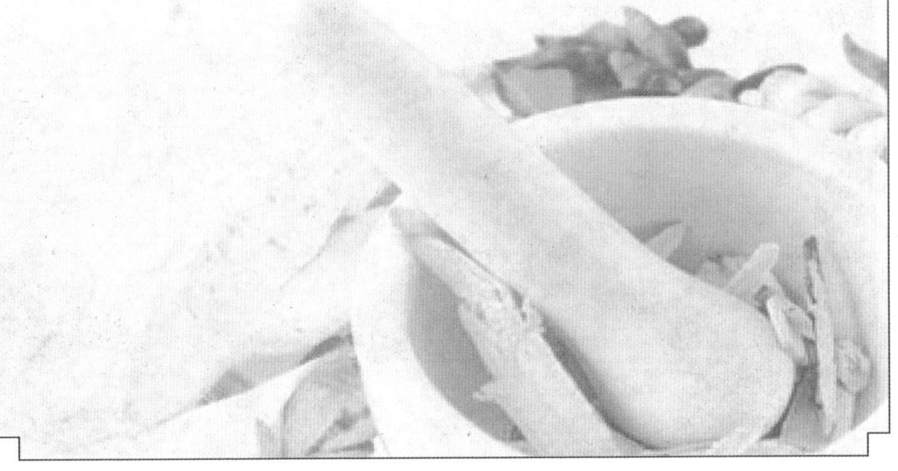

麦冬

【来源】本品为百合科多年生草本植物麦门冬（沿阶草）或大叶麦冬须根上的小块根。

【处方用名】麦冬、麦门冬、笕麦冬（指产浙江笕桥者）、寸麦冬（指粗大盈寸者）。

【用法用量】水煎服，常用量：10~15 克；亦可入丸、散；或熬膏；或泡茶饮服。外用：适量。

【产地】主产于浙江、四川、江苏等地。

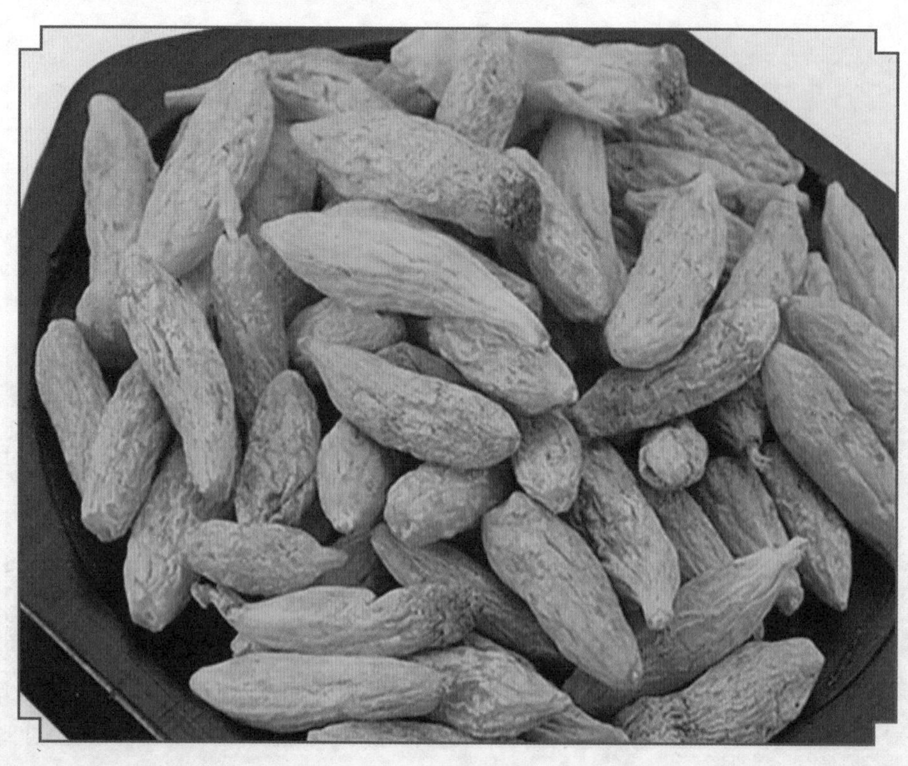

常用单方

【方一】麦冬45克

【用法】取上药，加水煎煮2~3次，合并煎液，浓缩成30~45毫升。分3次服用，每日1剂，连服3~18个月。

【功能主治】益阴养心，主治冠心病、心绞痛。

【方二】鲜麦冬全草50克

【用法】取上药，切碎，煎汤。代茶饮服，每日1剂，连用3个月。

【功能主治】清胃热、泻肺火、补胃阴、滋津液，主治糖尿病。

【方三】麦冬2500克（鲜品，去心）

【用法】取上药，捣烂煮熟，绞取汁，加入蜂蜜500克，放锅内（不用铁锅）以重汤煮，不断搅拌，待液稠如饴，盛于瓷器中备用。每次用温酒调服1匙，每日2次。

【功能主治】滋阴强身，主治素体阴虚，症见形体消瘦、咽干口燥、口渴多饮、心烦失眠、肠燥便秘、舌红少苔、脉搏细数。

第十七章

收涩药与土单方

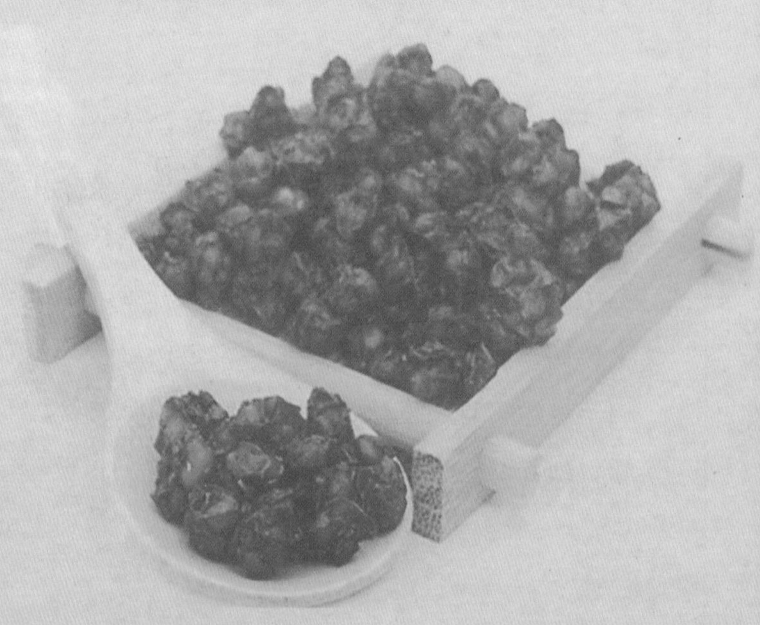

具有收敛固涩作用，可以治疗各种滑脱症候的药物，称为收涩药，又叫收敛药。

滑脱的病症，主要有自汗盗汗、久泻久痢、久咳虚喘、遗精滑精、溲多遗尿、白带日久、失血崩漏等。因为滑脱诸症，如不及时收摄，可引起元气日衰，或变生他症。所以，《本草纲目》说："脱则散而不收，故用酸涩之药，以敛其耗散。"本章药物具有敛汗、止泻、固精、缩小便、止带、止血、止嗽等作用。凡属外感实邪未解或泻痢、咳嗽初起时不宜早用，以免留邪。

五味子

【来源】本品为木兰科植物五味子的成熟果实。

【别名】玄及、会及、五梅子。

【处方用名】五味子、制五味子。

【用法用量】水煎服，常用量：3~15 克。

【产地】主产于辽宁、吉林、黑龙江、河北等地。

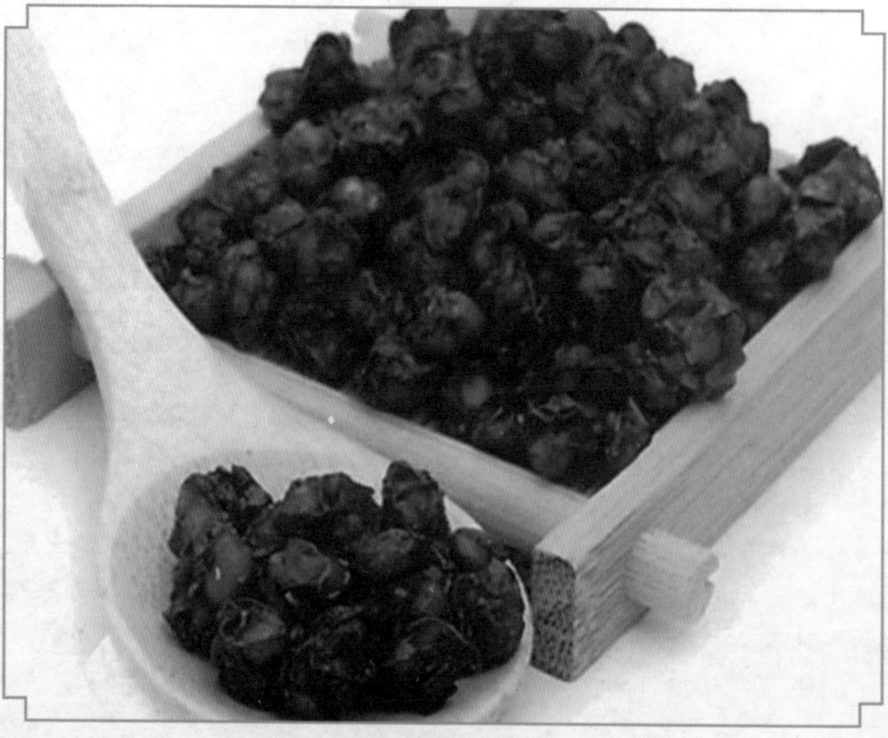

常用单方

【方一】五味子适量

【用法】取上药，晒干研粉，炼蜜为丸（蜂蜜与药物的比例1：15），每丸重9克（含生药4.5~6克）。每次服1丸，每日3次。

【功能主治】保肝降酶，主治药物性肝病、丙氨酸氨基转移酶升高。

【方二】五味子120克

【用法】取上药，放入250克醋中浸泡12小时，取出五味子，用适量面粉拌匀，投入锅内微火加热焙焦，入瓶备用。每日3~5粒，小儿酌减。

【功能主治】生津止渴，主治消渴，表现为烦渴多饮、口干舌燥、尿频、形体消瘦等。

【方三】五味子500克

【用法】取上药，研为细末，蜂蜜500克，炼蜜为丸，每丸10克。每日2次，每次1丸，温开水送服。

【功能主治】降转氨酶，主治丙氨酸氨基转移酶升高。

莲子

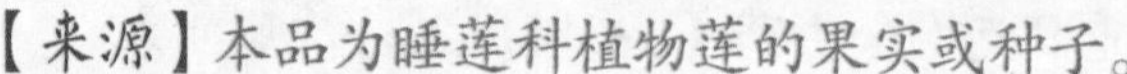

【来源】本品为睡莲科植物莲的果实或种子。

【别名】莲米、莲实、藕实、水芝丹、泽芝、莲蓬子。

【处方用名】莲子、莲肉、莲米、白莲子。

【用法用量】常用量：10~30 克。

【产地】全国大部分地区有分布，主产于湖南、湖北、福建、江苏、浙江、江西。

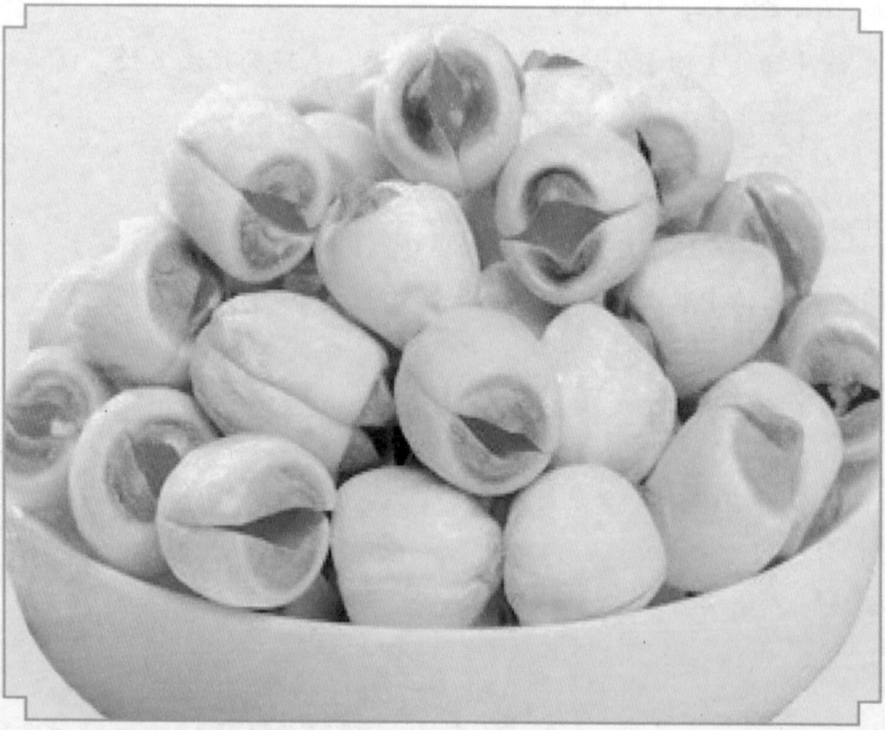

常用单方

【方一】莲子适量

【用法】取上药，磨成粉。将适量大米洗净放锅中，加适量水煮沸，煮至五成熟时加入莲子粉，再继续煮至熟。佐餐食。

【功能主治】健脾固精，主治脾肾虚所致遗精。

【方二】莲子90克

【用法】取上药，劈开取莲子心，将200克猪肚洗净切成小块，与莲子一起加水适量煲汤，加少许食盐、味精调味。服用。

【功能主治】补脾固精，主治脾虚所致遗精。

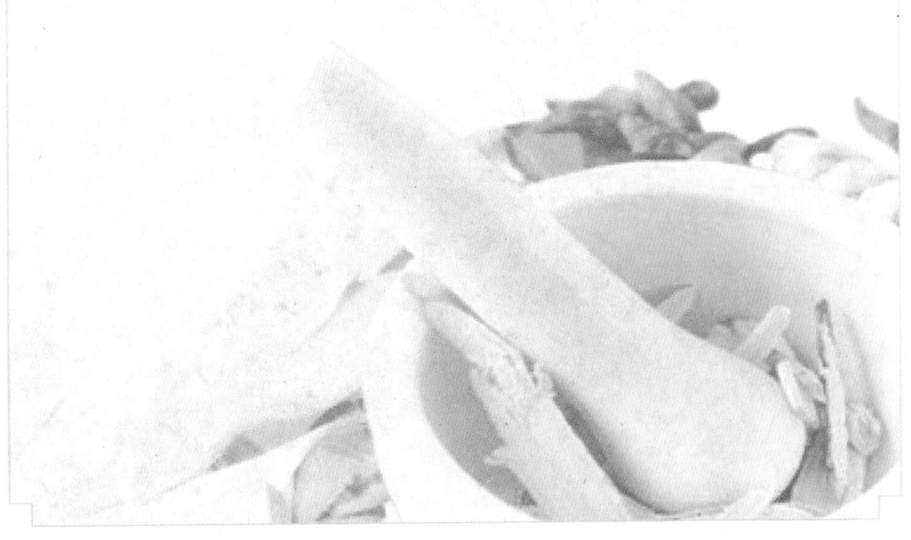

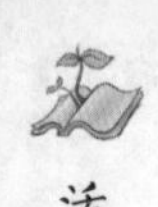

山茱萸

【来源】本品为山茱萸科植物山茱萸的果肉。

【别名】蜀枣、鼠矢、鸡足、山萸肉、实枣儿、肉枣、枣皮、萸肉。

【处方用名】山茱萸、山萸肉、萸肉、制萸肉、山萸。

【用法用量】常用量：6~15 克。

【产地】主产于浙江、河南、安徽、陕西、山西、四川等地。

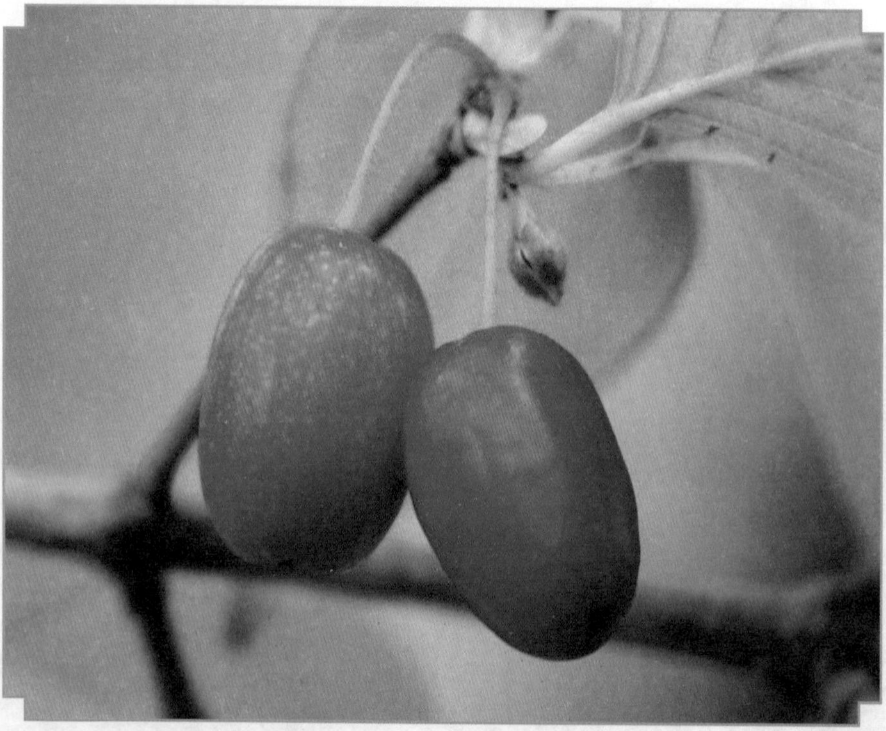

常用单方

【方一】山茱萸适量

【用法】取上药，每次 6 克，嚼服，每日 2 次。

【功能主治】补肾益脑，主治偏头痛。

【方二】山茱萸 100 克

【用法】取上药，武火煎取浓汁约 300 毫升。第一次服 150 毫升，余药分 2 次间隔 4 小时服完。

【功能主治】补肾、涩精、固脱，主治精脱。

【方三】山茱萸 150 克

【用法】取上药，急火煎取浓汁 1 大碗，第一次服 1/3 量，余药视病情分次频饮。

【功能主治】补虚、敛汗、固脱，主治汗多虚脱。

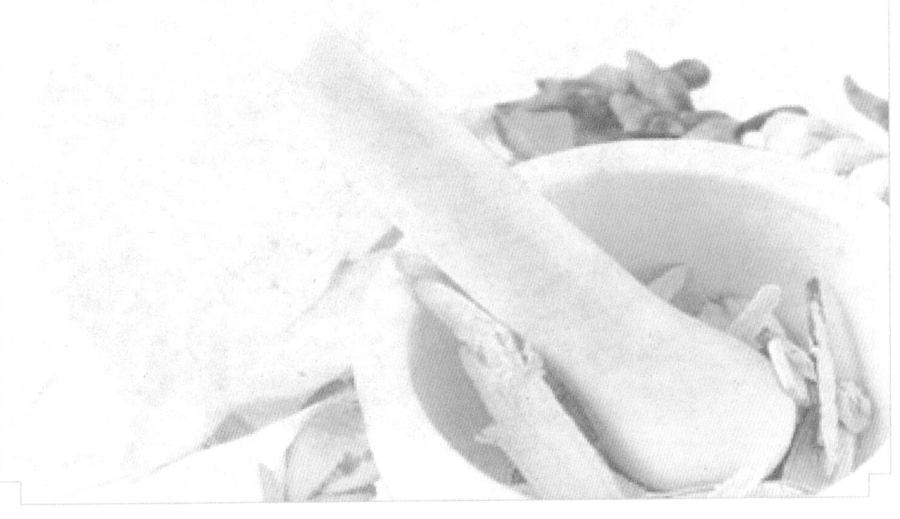

石榴皮

【来源】本品为石榴科植物石榴的果皮。

【别名】石榴壳、酸石榴皮、酸榴皮、西榴皮。

【处方用名】石榴皮、石榴壳。

【用法用量】常用量：6~12克。

【产地】本品生于山坡向阳处或栽培于庭院，我国大部分地区有分布。秋季果实成熟，顶端开裂时采摘，除去种子及隔瓤，切瓣晒干，或微火烘干，以皮厚实、色红褐者为佳。

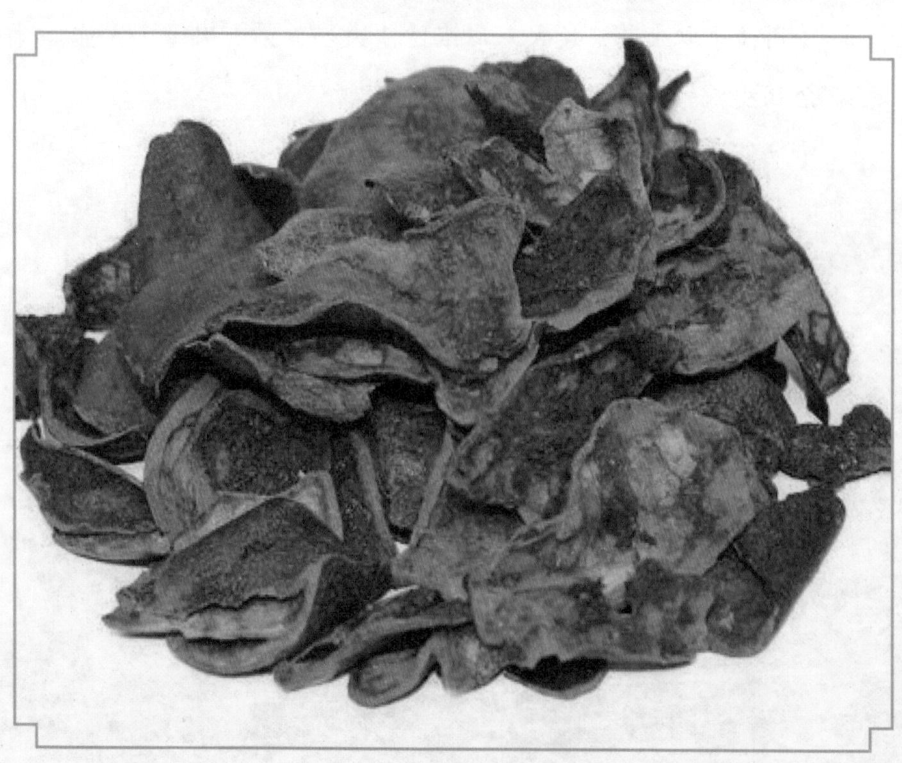

常用单方

【方一】石榴皮 30 克

【用法】取上药，加水 200~300 毫升，煎至 30~50 毫升，1 次服，每日 1 剂。或将煎液浓缩烘干，制成 5 克的片剂，每次 4 片，每日 4 次。连服 7~10 日为 1 个疗程。

【功能主治】杀菌止痢，主治急性细菌性痢疾，表现为脓血便、腹痛、里急后重、发热等。

【方二】石榴皮 60 克

【用法】取上药，加水 200 毫升，煎成 100 毫升。每日 3 次，每次 20 毫升，饭后服。

【功能主治】杀菌止痢，主治阿米巴痢疾，表现为腹痛，大便次数多，成泡沫糊状，镜检有溶组织阿米巴。

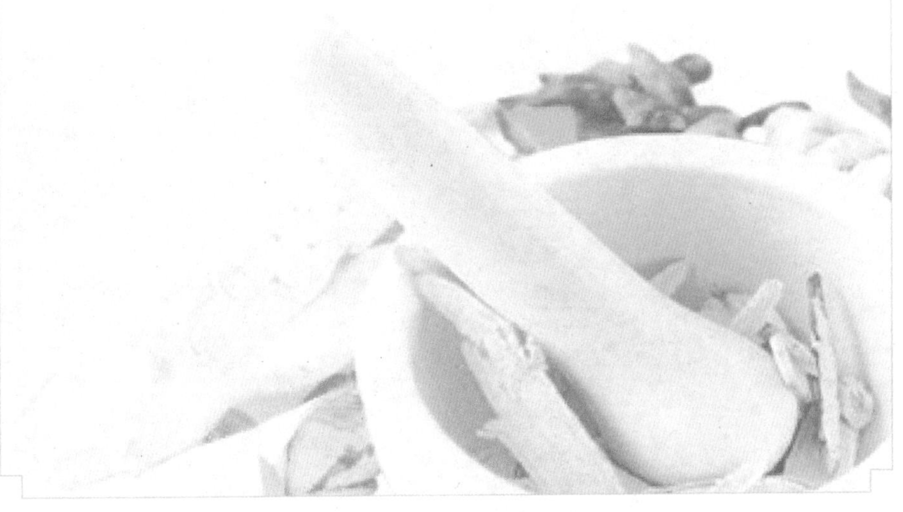

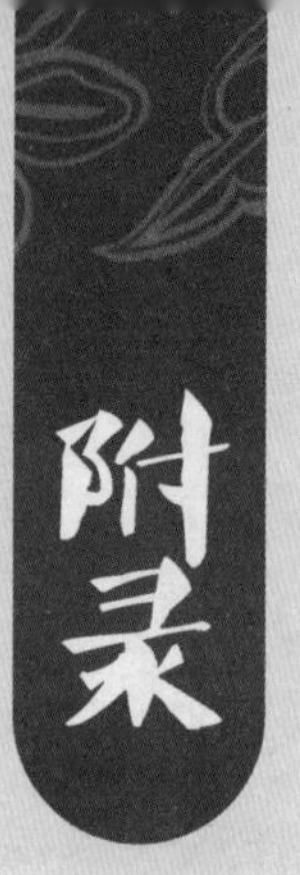

常用中药及其功能主治用法提示

本书旨在为广大读者提供医疗保健参考，并非医疗手册。书中所提供的信息不能完全代替医生的诊疗和处方。如果您怀疑自己身患疾病，建议参考本书所列药方并在医生的指导下治疗。对少数有毒性的药物，如巴豆等，须在医生的指导下应用。

由于本书方剂的收集、参考和借鉴的古今文献较多，不便一一列出，谨此表示深深的歉意。